Kugelzeit

von Ulrike Allert

Über die Autorin:
Ulrike Allert ist in einer Kleinstadt im Lande Brandenburg
aufgewachsen und im Alter von 16 Jahren einer
kaufmännischen Lehre in Stade nachgegangen. Heute hat sie
bereits zwei Kinder auf die Welt gebracht und lebt mit ihnen
und ihrem Mann zusammen in Sittensen. Sie hatte schon in
ihrer Kindheit gerne gelesen und wollte sich nun auch selbst
am geschriebenen Wort versuchen, um sich so ihrer
Leidenschaft hinzugeben.

Kugelzeit

geschrieben von Ulrike Allert

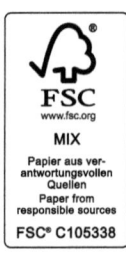
Bibliografische Information
der Deutschen
Nationalbibliothek: Die deutsche Nationalbibliothek
verzeichnet diese Publikation in der Deutschen
Nationalbiografie; detaillierte bibliografische Daten sind
im Internet über www.dnb.de abrufbar.

© 2015 Ulrike Allert
Herstellung und Verlag:
BoD- Books on Demand, Norderstedt

ISBN: 9783738623505

Wenn Du da bist

Diese Art Glanz in ihren Augen
hab' ich zuvor noch nie geseh'n
Sie strahlt von innen her
von da wo Du noch wohnst
Seit ich von Deiner Ankunft weiß
wart' ich auf die neue Zeit
steht meine Welt mir Kopf
denn 1+1 gibt 3
Die Welt, die auf Dich wartet
ist nicht wie sie gerne wär – nein
doch das hat Zeit, nur keine Angst
Du kannst dich wirklich trau'n
Vier Hände voller Liebe streicheln sich um Dich
und ich schwör dir: deine Mutter ist ne klasse Frau

Wenn Du da bist
Wenn Du Licht siehst
und das zum allerersten Mal
Wenn sie Dich sieht
Wenn Du mich siehst
dann glaub' ich, werden Wunder wahr
Wir steh'n Dir bei, wir zwei
Wir steh'n Dir bei, aus zwei mach drei

Du bist das größte Abenteuer
Du hast uns gerade noch gefehlt
Sie trägt Dich voller Stolz
in ihrem wunderschönen Bauch
Fühl Dich nur wohl um Deine Haut
Deiner Mutter anvertraut
bleibt Deine Welt noch klein

und Deine kleine Seele rein
Das etwas schief geh'n könnte
klar, das macht uns etwas Angst
Doch was auch immer sein wird
wir freuen uns so auf Dich
ich bin bei Dir und deine Mutter schaukelt
Dich schon raus

Wenn Du da bist
Wenn Du Licht siehst
und das zum allerersten Mal
Wenn sie Dich sieht
Wenn Du mich siehst
dann glaub' ich, werden Wunder wahr
Wir steh'n Dir bei, wir zwei
Wir steh'n Dir bei

Ich kann Dir noch nicht helfen
Ich kann Dich noch nicht seh'n
Ich kann nur ganz viel an Dich denken
und Du kannst mich singen hör'n

Wenn Du da bist
Wenn Du Licht siehst
und das zum allerersten Mal
Wenn sie Dich sieht
Wenn Du mich siehst
dann glaub ich werden Wunder wahr

-PUR-

-für meine Töchter-

1.Monat
Woche 1- 4

Es war Samstag, der 20. September 2014, als ich deinem Vater, mit einem breiten Grinsen im Gesicht, den positiven Schwangerschaftstest auf den Tisch legte. So ein wundervolles Gefühl, als bliebe die Zeit für einen Moment stehen. Schmetterlinge im Bauch. In mir wächst neues Leben heran. Ein kleines Wunder. Noch so ein kleiner süßer Engel wie deine Schwester- DU.

Eigentlich hatte ich noch gar nicht damit gerechnet, denn ich hatte die Pille noch nicht lange abgesetzt. Umso schöner, dass du nicht so lange auf dich warten lassen wolltest.
Ein paar Tage lang hatte ich es schon geahnt. Das so genannte Bauchgefühl, welches wohl viele Frauen haben, die auf ein positives Ergebnis hoffen. Man wartet auf die gewissen Anzeichen einer beginnenden Schwangerschaft, wie etwa die Morgenübelkeit, Müdigkeit oder Brustspannen.
Als ich mit deiner Schwester schwanger war, ließ die Morgenübelkeit ganze drei Monate auf sich warten. Ich hatte mich so gefreut, als eine von wenigen Frauen, nicht von dieser doch etwas lästigen Begleiterscheinung betroffen zu sein. Doch ab dem vierten Monat erwischte sie

mich mit voller Wucht und zog sich leider bis in den achten Schwangerschaftsmonat hin.
Lediglich im Neunten und letzten Monat der Kugelzeit blieb ich davon verschont.
Doch dieses Mal sollte alles anders sein.

An einem Nachmittag ging ich mit deiner Schwester auf den Spielplatz. Ich setzte mich auf die Schaukel und nahm kräftig Anschwung. Auf einmal wurde mir speiübel. Sonst hatte mir das Schaukeln nie etwas ausgemacht.
Eigentlich tat ich es sogar ziemlich gern. Wenn mir der Wind so um die Ohren weht und dieses Kribbeln im Bauch, wenn man ganz oben ist und gleich zurückfällt; da werde ich selbst gleich wieder zum Kind. Bei deinem Vater muss man sich schon etwas mehr anstrengen, um ihn auf eine Schaukel zu bekommen. Ihm wird nämlich schon vom Draufsetzen schlecht.

Als schließlich auch noch meine Brüste spannten, weh taten und fester wurden, dämmerte es mir. Es musste geklappt haben.
DU musstest es geschafft haben.

Ich freute mich wie ein kleines Kind, als schließlich wirklich meine Erdbeerwoche (= Periode) ausblieb.
Eigentlich wollte ich den Schwangerschaftstest erst in einer Woche machen, aber ich war mir

so sicher. Ich konnte es einfach nicht abwarten. Schon am folgenden Tag machte ich mich auf den Weg zur hiesigen Apotheke, um mir einen Test zu besorgen.

Und nun ist es wahr.

Ein paar Tage später vereinbarte ich einen Termin bei meinem Frauenarzt. Am 01.10. also sollte ich dich das erste Mal sehen dürfen.
Die Tage erschienen mir wie eine Ewigkeit.

wissenschaftlich gesehen:

Baby:

- Einnisten des Embryos in die Gebärmutter, wodurch es eventuell zur Nidationsblutung kommt, die sich als leichte Schmierblutung bemerkbar machen kann
- Embryo ca. 0,5 bis 1,0 mm groß

Mutter:

- Produktion des Gelbkörperhormons Progesteron, welches die Körpervorgänge der Schwangeren verlangsamt
- erste körperliche Signale der Schwangerschaft möglich wie Müdigkeit, vermehrter Speichelfluss, Morgenübelkeit, schmerzempfindliche oder spannende Brüste, evtl. Verdunklung der Warzenhöfe, Verstopfung

Tipp: Bei einer geplanten Schwangerschaft am Besten bereits vor der Empfängnis das Rauchen einstellen.

Und plötzlich weißt du:
Es ist Zeit etwas Neues zu beginnen
und dem Zauber des Anfangs
zu vertrauen.

Eckhardt von Hochheim

2. Monat
Woche 5- 8

Bis jetzt hatte ich noch keine weiteren
Veränderungen gespürt, außer der spannenden
Brüste und etwas mehr Müdigkeit als sonst. Ich
hätte nichts dagegen gehabt, wenn dem so
geblieben wäre.
Voller Vorfreude und ein wenig Angst was mich
erwarten würde, machte ich mich auf den Weg
zu meinem Frauenarzt. Endlich würde ich dich
zu sehen bekommen und erfahren, ob alles
seine Ordnung hat. Immerhin war die letzte
Schwangerschaft mit deiner Schwester ja
schon vier Jahre her und ich konnte mich beim
besten Willen nicht mehr an alles erinnern.
Schließlich gibt es immer mehr Aufschlüsse in
der Wissenschaft. Vielleicht war ja das eine
oder andere inzwischen hinzugekommen.
Meinen Mutterpass sollte ich bei diesem Termin
schon einmal mitbringen; also gab ich ihn an
der Anmeldung ab. Kurz darauf wurde ich
gewogen und der Blutdruck gemessen.
Außerdem fragte man mich, wann die letzte
Periode gewesen sei. Dies trug die Arzthelferin
schon mal in meinen Mutterpass ein.
Anschließend durfte ich noch im Wartezimmer
Platz nehmen. Eine halbe Stunde später war
ich bereits im Untersuchungsraum. Ich hatte
zahlreiche Schmetterlinge in meinem Bauch

und war bereit um dich das erste Mal zu sehen. Der Doktor fragte mich, ob es mir gut ginge. Er meinte, heute würde man wohl noch nicht allzu viel sehen können. Dennoch war es einfach unglaublich. Wieder konnte ich mein Glück kaum fassen, als ich diesen winzig kleinen Punkt auf dem Bildschirm ausmachte. Sicher, man konnte dich noch nicht mal ansatzweise als ein kleines Menschlein ansehen; eher als einen schwarzen Fleck; aber du warst sicherlich der süßeste Fleck auf der ganzen Welt. Der Doktor gratulierte mir und versicherte, dass alles in bester Ordnung sei. Er druckte mir ein Ultraschallbild von dir aus. In der Zeit, in der ich mich wieder anzog, hielt er schon mal alles im Mutterpass fest. Dann wurde ich ausführlich darüber informiert, dass Alkohol, Nikotin und Medikamente in den nächsten Monaten tabu sein sollten, wobei dies ja eigentlich eine Selbstverständlichkeit ist. Außerdem sollte ich mir Folsäure, versetzt mit Jod, für die ersten 3 Schwangerschaftsmonate aus der Apotheke besorgen. Dieses soll für eine störungsfreie Entwicklung von Gehirn und Nervensystem des Embryos sorgen. Ein Folsäuremangel kann zu schweren Entwicklungsstörungen und Schädigungen führen.

Da es mit der sechsten Woche doch noch sehr früh in der Schwangerschaft war, bat er mich in der neunten Schwangerschaftswoche wiederzukommen. Dann würden wir alle weiteren Untersuchungen vornehmen.

Ich war überglücklich, als ich aus der Praxis trat und hätte mein Glück am Liebsten gleich mit allen, die mir lieb sind, geteilt. Natürlich entschied ich mich dagegen, da die Gefahr einer Fehlgeburt in den ersten drei Monaten bekanntlicherweise am höchsten ist. Ich würde es nicht übers Herz bringen, den Leuten in diesem Fall davon zu berichten. Also beschloss ich erstmal nur meinen Eltern von dir zu erzählen- deiner Oma und deinem Opa.

Sie waren beide ganz aus dem Häuschen, dass sie schon bald wieder Großeltern sein würden.

In den folgenden zwei Wochen begann nun leider doch die morgendliche Übelkeit, die sich meist mit meinem leeren Magen daher machte. Übergeben musste ich mich Gott sei dank in dieser Zeit nicht. Ich hatte mich ein wenig im Internet belesen und zahlreiche Tipps aufgegriffen, die ich in nächster Zeit ausprobieren wollte. Zum einen versuchte ich es mit Ingwertee und Ginger Ale, was jedoch eher zum Würgereiz bei mir geführt hat. Ingwer ist einfach nicht jedermanns Sache.

Zum anderen haben kleine Snacks, den Tag über verteilt, ziemlich gut geholfen. Morgens habe ich vor dem Aufstehen erstmal etwas

Wasser getrunken und einen Keks oder Zwieback gegessen. Dann bin ich noch eine halbe Stunde liegen geblieben. Man sollte in dieser Zeit nur essen, was einem schmeckt und bekommt. Fettige und stark gewürzte Speisen sollte man lieber meiden. Den meisten Frauen vergeht der Appetit auf solche Sachen eh von allein. Vitamin B soll in dieser Zeit wahre Wunder bewirken. Dieses kommt vor allem in Joghurt vor, ist aber auch als Nahrungsergänzungsmittel ``Nausema`` in der Apotheke erhältlich. Ich kann leider nicht sagen, dass es mir dadurch besser oder schlechter ging. Ich hatte keinen Unterschied gemerkt. Auch verstärkte Müdigkeit holte mich in diesen Wochen ein. Da ich zu meinem Glück eine Woche Urlaub hatte, konnte ich mich öfter mal hinlegen. Hin und wieder hatte ich ein Ziehen im Unterleib. Es fühlte sich an, als würde ich meine Periode bekommen. Da ich schon von meiner ersten Schwangerschaft wusste, dass dies mit den Mutterbändern und der Lockerung des Gewebes zu tun hat, machte ich mir keine weiteren Gedanken darüber. Ansonsten war alles so wie immer. Mal abgesehen von diesem überschwänglichen Glücksgefühl, welches mich überall hin begleitete. Ständig musste ich grinsen. Wenn ich allein oder zu Hause war, legte ich meine Hand auf meinen Unterbauch und redete mit dir. Ich wusste natürlich, dass du

mich noch gar nicht hören würdest. So vergingen die Tage scheinbar wie in Zeitlupe bis zu meinem nächsten Bildschirmtreffen mit dir. Bei der Arbeit war ich schon etwas vorsichtiger als sonst. Ich versuchte, mir die Schwangerschaft noch nicht anmerken zu lassen, was gar nicht so einfach war.
Am 17.10. war es endlich soweit.
Pünktlich 10.00 Uhr stand ich beim Frauenarzt auf der Matte.

Auf dem Tresen stand schon ein Plastebecher mit meinem Namen drauf. Dies würde jetzt wohl für die nächsten Monate immer mein erster Gang sein, wenn ich ein Date mit dir habe.
Zur Toilette. Gesagt; getan.
Der Becher stand hinter der Klappe zur weiteren Untersuchung auf das Vorhandensein von Eiweiß, Zucker, Bakterien oder Blut bereit. Kurz darauf wurde ich gewogen und zu einigen Dingen wie Krankheiten, Medikamenten, familiären Belastungen, Arbeit, Nikotinkonsum, Krampfadern, Ödemen oder Wasser in den Beinen befragt. Als Nächstes wurde mir Blut abgenommen- gleich 3 Ampullen. Während die Nadel so in meiner Vene steckte, fragte die Arzthelferin beiläufig, ob ich denn Blut sehen könnte. Ich entgegnete, dass die Frage wohl etwas spät käme. Das Blutbild sollte Aufschluss geben über den Hämoglobin-Gehalt des Blutes

und einen eventuellen Eisenmangel. Eisen ist überaus wichtig für die Sauerstoffversorgung der Mutter und des Kindes. Liegt ein Mangel vor, wirkt man medikamentös dagegen; meist in Form von Tabletten. Ein solcher Mangel kann sich äußern durch ständige Müdigkeit, Abgeschlagenheit, Kurzatmigkeit, Kopfschmerzen, Übelkeit, Herzklopfen und Ohrensausen oder wie bei meiner letzten Schwangerschaft durch Schwindel. Weitere Symptome sind ein brüchig werden von Haaren und Nägeln, sowie das Einreißen der Mundwinkel.

Dieses Mal werde ich auf eine enge Kontrolle bestehen, da mein Eisenwert bei der Schwangerschaft mit deiner Schwester sehr niedrig war. Dieses wurde erst wahnsinnig spät entdeckt, nämlich in der 27. Schwangerschaftswoche. Damals war mir schon nach kleinsten Anstrengungen die Puste ausgegangen und mir wurde schwindlig. In der 24.Schwangerschaftswoche wurde es mir zuviel. Ich bekam wahnsinnige Angst, weil sich alles um mich herum drehte. Wir suchten noch am selben Abend das ansässige Krankenhaus auf. Dort verbrachte ich eine Woche und bekam Infusionen und Antiemetika, wie Vomex, intravenös zugeführt gegen die Übelkeit und den Schwindel. Mir wurde zwar Blut abgenommen, trotzdem stolperte keiner über meinen niedrigen Eisenwert. Dies hätte doch wenigstens im Krankenhaus der Fall sein müssen. Erst die nächste Untersuchung bei der Frauenärztin gab Aufschluss darüber. Mein Eisenwert lag damals bei 5,8 wobei das Doppelte dem Normalwert entspricht. Selbst meine Hebamme meinte, sie hätte solch einen niedrigen Eisenwert noch nicht gesehen. Ich bekam von meiner Ärztin Eisentabletten verschrieben und musste sie 2x täglich einnehmen. Der Eisenwert stieg ab der Einnahme langsam wieder an. Nach der Geburt fand er aber noch mal seinen Tiefstand bei 5,2. Ich setzte also die Einnahme fort. Schon bald ging es mir wieder gut und der Wert normalisierte sich. Am Besten achtet man gleich auf eine eisenreiche Ernährung, um dem Problem schon im Voraus aus dem Weg zu gehen.

Des Weiteren werden die Blutgruppe, der Rhesus-Faktor und der Röteln-Immunstatus getestet. Zu guter Letzt wurde noch der Blutdruck gemessen. Alles in Ordnung. Heut war schon etwas mehr von dir im Ultraschall zu erkennen. Du warst ein erstaunliches Stück gewachsen und man konnte bereits deinen kleinen Körper erkennen. Wieder wurdest du ausgemessen. Du lagst genau in der Zeit. Schon bald würde ich dich wieder sehen.

wissenschaftlich gesehen:

Baby :

- das Herz des Embryos beginnt zu schlagen
- lebenswichtige Organe bilden sich
- bewegt sich erstmals eigenständig
- ca. 1,6 cm groß

Mutter :

- Tabu von Alkohol, Nikotin und Medikamenten
- stärkere Schwangerschaftsanzeichen möglich
- medizinische Erstuntersuchung der Schwangeren
- Einnahme Folsäure und evtl. Nahrungsergänzungsmittel

Tipp: Handelsübliche Tests zeigen nach dem ersten Ausbleiben der Periode zuverlässig an, ob man schwanger ist.

Vollständiger Verzicht auf Alkohol in der Phase der Organanlage besonders wichtig.

Die Freude einer Mutter beginnt, wenn neues Leben ihr Innerstes berührt.

Autor unbekannt

3.Monat
Woche 9- 12

In diesem Monat stand der Geburtstag deiner Schwester an. Wir hatten ein paar Kinder, eure Großeltern sowie Tanten und Onkel eingeladen. Die Feier hatte bei deinen Großeltern, in unserer Heimatstadt, stattgefunden. Wir hatten schönes Wetter und konnten draußen ein paar Spiele spielen. Meine Übelkeit war morgens leider immer noch da und so bemerkte dein Opa ziemlich schnell, dass du in meinem Bauch bist. Schon am ersten Morgen fragte er, ob ich schwanger sei. Eigentlich wollten wir es ja noch geheim halten, aber was sprach dagegen, dass deine Großeltern es schon wussten. Wir sagten ihnen, dass sie es noch für sich behalten sollten, da wir die frohe Nachricht lieber selbst verbreiten wollten. Deine Schwester sollte es zu diesem Zeitpunkt noch nicht wissen. Ich hätte es nicht übers Herz gebracht es ihr zu sagen, wenn noch etwas schief gegangen wäre.

Die Party war echt gelungen. Wir feierten einen Doppelgeburtstag, da eure Cousine auch Geburtstag hatte. Beim Topfschlagen hatten alle großen Spaß. Die Älteren waren im Partykeller geblieben. Nach einer Weile kam eine Freundin aus dem Keller und erzählte mir, dass deine Großeltern verraten hatten, dass ich schwanger bin. Man, war ich sauer. Da deine Schwester aber Geburtstag hatte, ließ ich mir nichts anmerken und spielte mit den Kindern weiter. Am nächsten Morgen kam dann die Aussprache. Nun war die Bombe geplatzt. Deine Schwester hatte Gott sei Dank noch nichts davon mitbekommen. Sie hatte so viele Geschenke bekommen, dass sie wohl erstmal bis Weihnachten damit beschäftigt sein würde.

Nach diesem Wochenende musste ich mich erstmal etwas erholen. Die Müdigkeit hatte mich voll unter Kontrolle. Ich war schnell gereizt und manchmal ging mir alles auf die Nerven. Außerdem war ich seit diesem Monat total geruchsempfindlich; besonders bei Raumdüften und Duftkerzen wurde mir übel. Dafür wurden auf der anderen Seite meine Haare etwas voller und waren nicht mehr so strähnig. Auch mein Hautbild war reiner geworden. Unreinheiten gehörten erstmal der Vergangenheit an und meine Brüste waren schon etwas gewachsen.

In der 12. Schwangerschaftswoche konnte ich dich nun endlich wieder sehen. Da stand wieder der Plastebecher auf dem Tresen, als hätte er nur auf mich gewartet. Mein Blutdruck war bei diesem Mal 120/80 und mein Gewicht war um einen Kilogramm zurückgegangen. Beim

Ultraschall hattest du schon richtige Purzelbäume geschlagen. Es war einfach unglaublich schön. Ich war schon jetzt gespannt darauf ob du ein Mädchen oder ein Junge werden und wie du wohl aussehen würdest. Gleichzeitig machte ich mir Sorgen. So sehr ich mir dich auch gewünscht hatte, hatte ich jetzt Bedenken ob ich mit zwei Kindern auch zurecht kommen würde. Aber für mich stand fest, dass ich mein Bestes geben würde, um euch beide glücklich zu machen. Ich liebte dich schon jetzt so sehr. Deine Schwester wird sich bestimmt riesig freuen, wenn ich ihr von dir erzählen werde.

Der Arzt klärte mich noch einmal auf. Ich sollte bei der Arbeit darauf achten nicht mehr als 5 kg zu tragen und meinem Chef bald Bescheid geben, um das Mutterschutzgesetz in Anspruch nehmen zu können.
Außerdem sollte ich Sportarten mit Körper- und Ballkontakt erstmal meiden. Ich meine, dass man jetzt nicht mehr Boxen gehen sollte, sollte wohl jedem einleuchten. Dennoch wäre Sport in der Schwangerschaft sehr empfehlenswert, um den Muskelaufbau, die Kraft und Ausdauer zu fördern und körperliche Beschwerden zu lindern. Hierfür würden sich besonders Walking, Joggen, Schwimmen, Yoga und Pilates eignen.

Auch bei einigen Lebensmitteln sei in der Schwangerschaft Vorsicht geboten. Beispielsweise könnten alle nicht pasteurisierten Milchprodukte wie Weißschimmel-Weichkäse wie Brie oder Camembert, Blauschimmelkäse, aber auch Schafskäse zu einer Lebensmittelvergiftung führen. Rohe Eier, die meist in selbstgemachter Mayonnaise, Remoulade, Sauce Hollondaise und Mousse au chocolat enthalten sind, könnten Salmonellen enthalten. Bei rohen Fleischprodukten wie Salami, Mettwurst oder Carpaccio wäre das Risiko einer Listerien-Infektion oder Toxoplasmose zu hoch. Sushi mit rohem Fisch, Austern oder Fisch-Carpaccio sollten ebenfalls tabu sein. Den Genuss von Koffein sollte man auf 200mg am Tag beschränken. Dies entspricht etwa zwei Tassen Kaffee, zwei großen Tassen schwarzem Tee oder fünf Dosen Cola. Experten empfehlen den ``Nullkonsum`` von Alkohol in der Schwangerschaft, da dieser schon in geringen Mengen dem ungeborenen Kind schaden kann.

wissenschaftlich gesehen:

Baby :

- sehr aktiv; kann schlucken und seine Hände zur Faust ballen
- trinkt bereits Fruchtwasser und scheidet Urin über die Blase aus
- Körper und Organe grundsätzlich ausgebildet
- Bewegungen im Ultraschall sichtbar
- Risiko spontaner Fehlgeburt ab Ende des Monats gering
- Fetalphase beginnt
- Plazenta übernimmt Nahrungs- und Sauerstoffversorgung
- 5-6 cm groß und ca. 16 Gramm schwer

Mutter :

- erhöhter Trinkbedarf
- Müdigkeit und Übelkeit klingen zum Ende hin ab
- erste große Vorsorgeuntersuchung
- evtl. geruchsempfindlich und Geschmacksänderung
- Sodbrennen, Verstopfung, Rückenschmerzen möglich

- Busen vielleicht schon etwas fester und schwerer

Tipp: Jetzt schon Kontakt zur Hebamme des Vertrauens suchen.

Das Glück eines Kindes beginnt lange bevor es geboren wird, im Herzen von zwei Menschen, die einander sehr gern haben.

Phil Basmans

4.Monat
Woche 13- 16

Nun, da der dritte Monat erfolgreich überstanden war, fiel mir die Anspannung der letzten drei Monate förmlich von den Schultern. Das Risiko einer Fehlgeburt war nun auf ein Minimum zurückgegangen. Jetzt wurde es langsam Zeit meinem Arbeitgeber von meiner Schwangerschaft zu berichten, um die Vorzüge des Mutterschutzes genießen zu können. Theoretisch kann einen ja keiner dazu zwingen, es zu verraten. Dem Baby und der eigenen Gesundheit zu liebe sollte man es jedoch so schnell wie möglich hinter sich bringen. Auch wenn man vielleicht Angst davor hat, wie der Chef reagieren würde. Ich arbeite als Kauffrau im Einzelhandel. Dort wird schon hin und wieder schwer getragen und die Arbeitszeiten sind ebenfalls sehr flexibel. Weiß der Arbeitgeber also über die Schwangerschaft Bescheid, greift das Mutterschutzgesetz. In ihm wird festgehalten, dass werdende Mütter 6 Wochen vor und 8 Wochen nach der Entbindung nicht arbeiten dürfen. Akkord-, Fließband-, Nacht-, Mehr- und Sonntagsarbeit werden darin generell verboten und die Schwangere darf nicht in der Zeit von 20.00 Uhr bis 6.00 Uhr beschäftigt werden. Außerdem regelt das Mutterschutzgesetz verschiedene

Mutterschaftsleistungen wie Mutterschaftsgeld, den Arbeitgeberzuschuss zum Mutterschaftsgeld während der Mutterschutzfristen und das Arbeitsentgeld bei Beschäftigungsverboten außerhalb der Mutterschutzfristen. Auch muss der Arbeitgeber die werdende Mutter für Frauenarzttermine freistellen. Von Beginn der Schwangerschaft bis vier Monate nach der Geburt kann man außerdem nicht gekündigt werden. Der Arbeitsplatz muss so gestaltet werden, dass die Gesundheit von Mutter und Kind zu keinem Zeitpunkt gefährdet ist und es muss für ausreichend Pausen gesorgt werden.

Ich versuchte nun schon seit mehreren Tagen mein Glück mit meinem Chef, doch es war wie verhext. Entweder war er in Besprechungen oder extern auf einer Sitzung. Manchmal verpassten wir uns aufgrund verschiedener Arbeitszeiten. Was blieb mir also anderes übrig, als es zwischen Tür und Angel zu sagen. Es war morgens und wir trafen uns zufällig im Büro weil ich etwas faxen musste. Ich sagte zu ihm, dass ich ja schon seit mehreren Tagen versucht hätte mit ihm zu sprechen, aber da ja immer etwas dazwischen gekommen war, würde ich es jetzt einfach sagen. ``Ich bin schwanger``. Er guckte erstmal ziemlich verdattert. Dann aber beglückwünschte er mich, als er seine

Fassung wieder hatte. Er meinte für mich wäre es schön; für ihn weniger, weil ihm natürlich eine Arbeitskraft verloren gehen würde. Das konnte ich zwar nachvollziehen, aber da ja jede Arbeitskraft bekanntlicherweise ersetzbar ist, war es mir recht egal. Ich war ja schließlich glücklich darüber. In den nächsten Tagen gab ich unserer Personalbeauftragten die Schwangerschaftsbescheinigung von meinem Frauenarzt, die ich mir schon bei der letzten Vorsorgeuntersuchung ausstellen lassen hatte. Schließlich ging ich wieder an meine Arbeit. In diesem Monat hatte meine Schwangerschaftsübelkeit zu meiner Freude nachgelassen. Dafür spielten meine Gefühle ziemlich verrückt. Ich fühlte mich in einem Moment ziemlich leicht reizbar und im anderen den Tränen nahe. Mal war ich unglaublich glücklich und mal zu Tode betrübt. Meine armen Kolleginnen taten mir in dieser Zeit unglaublich Leid. Aber sie nahmen mir nichts übel und unterstützten mich wo immer es ging, wofür ich ihnen sehr dankbar bin.

In diesem Monat stand das Ersttrimesterscreening beim Frauenarzt an. Mein drittes Date mit dir. Ich freute mich immer wahnsinnig darauf zu sehen, wie du dich im Ultraschall bewegst und wie dein kleines Herzchen puckerte. Wieder wurde der Urin überprüft, Blutdruck gemessen und mein Gewicht kontrolliert. Seit dem letzten Mal hatte ich wieder einen Kilogramm abgenommen. Es bestand jedoch kein Grund zur Sorge und war lediglich auf den verringerten Appetit durch die Schwangerschaftsübelkeit zurückzuführen. Der Blutdruck war 120/80. Nach den Routineuntersuchungen kam ich auch schon ins Untersuchungszimmer. Heute wurde der Ultraschall über den Bauch vorgenommen, was ich als sehr angenehm empfand. Eine vaginale Untersuchung im Jahr reichte mir völlig aus. Aber was sein muss, muss sein. Mein Gott. Immer wieder staunte ich über das, was ich da auf diesem kleinen Bildschirm zu sehen bekam. Jetzt konnte man schon alles an dir erkennen. Kopf, Rücken, Bäuchlein, Popo, Ärmchen und Beinchen. Du lagst quer im Bauch. Es war so süß. Wie du dich schon bewegen konntest. Einfach unglaublich. Er schaltete deinen Herzschlag dazu und ich hatte augenblicklich Tränen in den Augen. Anschließend hatte er alles vermessen und sich dein Herz angeschaut. Er machte mir wieder ein Ultraschallbild. Es war alles in Ordnung.

Nun konnte ich auch dem Rest der Familie, den Freunden und Kolleginnen von der Schwangerschaft berichten und auch deiner Schwester sagte ich es am Ende diesen

Monats. Schon zwei Tage später wusste auch der ganze Kindergarten Bescheid, denn deine Schwester musste nun jedem erzählen, dass Mama ein Baby im Bauch hat und sie bald eine große Schwester sein würde. Sie fragte mich alle paar Tage wie oft sie denn noch schlafen müsste, bis du rauskommst. Ich sagte, wenn der Osterhase da war, würdest du dich langsam auf den Weg machen. Schon jetzt hatten sich alle riesig auf dich gefreut mein kleiner Schatz.

wissenschaftlich gesehen:

Baby :

- kann ab der 13. Woche erstmals hören
- reagiert auf Berührungsreize
- erster Stuhlgang
- ab der 14. Woche Geschlecht, Gesicht und Mimik durch Ultraschall erkennbar
- Körper durch Lanugo- Haar und so genannte Käseschmiere bedeckt (diese verhindern das Aufweichen der Haut durch das Fruchtwasser und schützen das Baby vor Druck, Schall oder Vibrationen)
- Greif- und Saugreflex sind ausgebildet
- Herz vollkommen entwickelt
- 9-12 cm lang und 90-100 Gramm schwer

Mutter :

- Schwangerschaftsbeschwerden haben abgenommen
- Schwangerschaft beginnt sichtbar zu werden
- Brüste wachsen; eventuell Austritt von Kolostrum (=Vormilch; konzentrierte und leicht gelbliche Flüssigkeit; besonders nahrhaft und enthält viele Abwehrstoffe)

- kurzzeitige ziehende Schmerzen im Unterleib möglich (Mutterbänder)
- Erst-Trimester- Screening
- gewisse Vergesslichkeit möglich durch Anstieg des Östrogenspiegels

Tipp: Arbeitgeber über Schwangerschaft informieren.

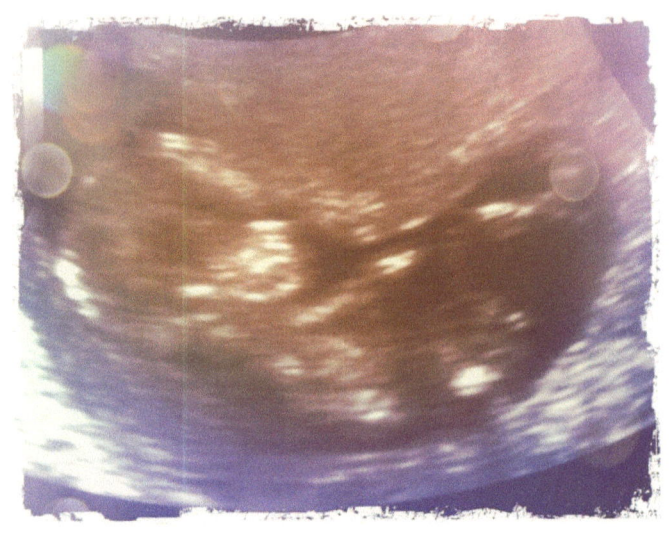

BPD: biparietale Durchmesser =
Querdurchmesser des Köpfchens

KU: Kopfumfang = Messung einmal um den
Kopf herum

Fe: Femurlänge = Länge des
Oberschenkelknochens

ATD: Abdomen- Transversal-Durchmesser =
Durchmesser des Bauches

AU: Abdomenumfang = Bauchumfang

FOD: Fronto- Occipitaler Durchmesser = Durchmesser Kopf von Stirn zu Hinterkopf

HL: Humeruslänge = Länge des Oberarmknochens

APD: Anterior- Posterior. Durchmesser = Durchmesser der Bauches von vorne nach hinten gemessen

SSL: Scheitel- Steiß- Länge = Länge vom Kopf des Fötus bis zum Steiß

FS: Fruchtsack = wird ganz zu Beginn der Schwangerschaft, etwa ab der 6. Schwangerschaftswoche gesehen und vermessen

Das Kind ist eine sichtbar gewordene Liebe.

Novalis

5.Monat
Woche 17- 20

Die Schwangerschaft lässt sich nun eindeutig
nicht mehr verstecken. Bei deiner Schwester
hatte man erst zum Ende des sechsten Monats
eine kleine Kugel an meinem Bauch
ausmachen können. Jedoch sagt man, bei der
zweiten und darauf folgenden
Schwangerschaften würde das Gewebe eher
nachgeben. Du warst eindeutig jetzt schon
sichtbar. Ich bekam zum Ende des Monats den
Knopf meiner Jeans schon nicht mehr zu. Also
musste ich dringend auf Shoppingtour gehen,
wenn ich nicht bald ohne Hosen rumlaufen
wollen würde. Auch mein stets wachsender
Busen verlangte langsam nach einem neuen
BH. Gott sei Dank kann man sich heutzutage in
Umstandskleidung gut sehen lassen. Viele
Sachen sind richtig hübsch, sodass man schon
etwas auf seinen Geldbeutel achten muss. Die
Preise sind meiner Meinung nach teils ziemlich
hoch angesetzt in Anbetracht dessen, dass
man die meisten Sachen davon grade mal ein
halbes Jahr trägt. Stillmode mal ausgenommen.
Ich entschied mich derzeit für 2
Umstandshosen und ein paar Oberteilen. Von
meiner ersten Schwangerschaft wusste ich,
dass ich wahrscheinlich in circa zwei Monaten
nochmals losgehen müsste, weil mir die Hosen

dann schon nicht mehr passen würden. Bei den Shirts entschied ich mich gleich für eine Kombi aus Umstands- und Stillshirts. So bräuchte ich nach der Geburt nicht noch mal losrennen um mir Stillmode kaufen. Bei den BHs jedoch landete ich beim ersten Mal einen Fehlkauf. An den Seiten waren, warum auch immer, Bügel eingenäht, die mit der Zeit unheimlich scheuerten. Desweiteren legte ich mir noch ein paar Stilltops- sowie Hemdchen zu, weil ich diese grade nachts als besonders angenehm empfand. So brauchte ich mir nicht extra einen Schlafanzug oder ein Nachthemd zum Stillen zulegen und es war wesentlich bequemer als mit BH zu schlafen. Selbstverständlich hängt die Umstandsmode genau in der Babyabteilung, wodurch man natürlich nicht daran vorbeikommt, schon mal ein paar Schühchen oder ein Schnuffeltuch für den Nachwuchs mitzunehmen.

Meine Übelkeit war zu dem Zeitpunkt fast gänzlich verschwunden. Lediglich auf Gerüche, wie Duftkerzen oder aus Parfümerien strömend, reagierte mein Magen noch empfindlich. Wadenkrämpfe waren nach einem harten Arbeitstag oder einer ausgiebigen Shoppingtour an der Tagesordnung. Auch mein Kreislauf war an zwei Tagen ziemlich im Keller, sodass ich mich bei der Arbeit krank melden musste. Dies sollten aber die einzigen beiden Schwächeltage in meiner Schwangerschaft sein.

Mein Bauch wurde langsam immer runder und eine bräunliche Linie namens Linea Negra machte sich von meinem Bauchnabel bis runter zum Schambein auf meiner Haut breit. In der Regel wird diese nach der Geburt wieder gänzlich verschwinden. Auch meine Brustwarzen und die Warzenhöfe wurden noch einmal einen Tick dunkler.

In diesem Monat hatte ich zum ersten Mal meine Hebamme kontaktiert. Ich fand ihre Visitenkarte im Kindergarten und informierte mich erstmal auf ihrer Website über sie. Dann hatte ich beschlossen, sie einfach mal anzurufen. Eigentlich sollte man den Kontakt schon zu Beginn einer Schwangerschaft suchen, grade wenn man von Beschwerden geplagt ist wie Erbrechen, Übelkeit oder Kreißlaufbeschwerden. Zudem sind viele Hebammen schon frühzeitig ausgebucht. Wenn man also nicht grade viel Auswahl hat, sollte man sich so schnell wie möglich an sie wenden. Sie kennen viele Tricks und Tipps um Schwangerschaftsbeschwerden zu lindern. Bei deiner Schwester hatte ich gar keine Hebamme. Ich war grade in meine Heimatstadt zurückgezogen, weil dein Vater noch seine Lehre beenden und ich in der Schwangerschaft nicht allein sein wollte. Außerdem war ich mir ziemlich sicher, es auch ohne Hebamme zu schaffen, schließlich wäre es die natürlichste Sache der Welt. Ob es den Geburtsvorgang irgendwie positiv beeinflusst hätte, kann ich leider nicht sagen. Dieses Mal wollte ich auf jeden Fall an einem Geburtsvorbereitungskurs teilnehmen. Wir telefonierten und vereinbarten schon in der nächsten Woche einen Termin um uns kennenzulernen und die Unterlagen auszufüllen. Ich hatte Glück, dass sie mich noch mit aufgenommen hatte. Eigentlich war ihr Pensum schon erreicht. Ich versicherte ihr, sehr pflegeleicht zu sein. Deswegen würden wir uns wohl erst beim Geburtsvorbereitungskurs wieder sehen. Wir füllten zusammen die Unterlagen aus, quasselten über die Geburt deiner Schwester und was mir dort nicht gefallen hatte. Man konnte gut mit ihr reden und sie alles fragen. Von Anfang an war eine gewisse Vertrautheit da. Ich habe mich nie unbehaglich oder verurteilt gefühlt. Sie war für alles offen und das macht meiner Ansicht nach eine gute Hebamme aus. Ich lasse mich nicht gerne zu etwas überreden, nur weil jemand der Meinung ist, es wäre so besser für mich. Sie war unvoreingenommen und das schätzte ich sehr an ihr.

Sie erklärte mir, was ich von ihr während der Schwangerschaft und im Wochenbett erwarten könne und das sie keine Geburtshilfe leisten würde. Sie würde helfen bei Schwangerschaftsbeschwerden, der Vorbereitung auf das Stillen, dem Wochenbett und bei verschiedenen Themen wie Lebensführung und Ernährung und was mir sonst noch auf der Seele liegen würde.

Außerdem würde sie die Schwangerschaft begleiten und beratend zur Seite stehen, auch zusätzlich zur ärztlichen Behandlung oder bei Risikoschwangerschaften.

Geburtsvorbereitungskurse und andere Kurse würde sie ebenfalls leiten. Im Wochenbett würde sie Hausbesuche bis zum 10. Tag nach der Entlassung aus der Klinik machen und danach in Absprache bis zu acht Wochen nach der Geburt.

Darüber hinaus bei Stillproblemen bis zum Ende der Stillzeit oder bei Ernährungsfragen des Kindes bis zum Alter von neun Monaten. Im Rahmen der Wochenbettbetreuung würde sie Rückbildungsvorgänge beobachten und unterstützen; zum Thema Stillen beraten und Hilfe leisten, auch bei Flaschennahrung; zur Babypflege und Nabelpflege anleiten; Geburtsverletzungen beobachten und behandeln; bei der Organisation des neues Alltags unterstützen; beim Kennenlernen des Babys helfen; zur Wochenbettgymnastik und Beckenboden schonendem Verhalten anleiten und zu Kursen und Verhütung beraten. Außerdem könne man sie jederzeit anrufen, wenn man sich unsicher wäre. Ich hatte also meine Hebamme gefunden und würde sie dann beim Geburtsvorbereitungskurs wieder sehen.

Langsam ging es auf Weihnachten zu. Zwischen all dem Weihnachtsstress, dem Geschenke besorgen und einpacken, dem Essen planen, einkaufen, dem Tannenbaum aussuchen und schmücken und dem Plätzchen backen mit deiner Schwester, war es am dritten Advent plötzlich so weit. Ich war abends am Fernsehen, als ich dich das erste Mal wirklich spürte. Es war, als würdest du von innen ganz leicht an meinen Bauch klopfen. Als würden kleine Blubberbläschen platzen oder Schmetterlinge mit ihren zarten Flügeln kitzeln. Es war wunderschön. Ich hatte schon seit eins zwei Wochen damit gerechnet, jedoch überhaupt nicht in diesem Moment. Aber wie immer trifft es einen, wenn man es am wenigsten erwartet. Von da an konnte ich dich jeden Tag spüren, was mir ein wohliges Gefühl von Sicherheit vermittelte. Immer wenn du dich nun bewegen würdest, würde ich wissen, dass es dir gut geht.

In der 20. Schwangerschaftswoche stand nun das Zweit-Trimester- Screening an. Ich hatte dich jetzt schon seit sechseinhalb Wochen nicht mehr gesehen. Ich freute mich schon riesig. Wieder stand der mittlerweile wohlbekannte Pipibecher auf dem Thresen. In den paar Wochen hatte ich ganze drei Kilogramm zugenommen. Nun würde der Zeiger der Waage wohl bei jedem Termin etwas weiter nach oben klettern. Meine Gebärmutter reichte ja aber nun auch schon bis zum Bauchnabel. Der Blutdruck war wieder 130/80. Du lagst immer noch quer in meinem Bauch und warst ein ganz schönes Stück gewachsen. Bei diesem Termin fragte ich nach deinem Geschlecht, aber du hattest dich leider nur von deiner Rückseite gezeigt. Im Gefühl hatte ich anfangs einen kleinen Jungen. Ob sich die Vermutung bestätigen würde, würde ich wohl erst beim nächsten Mal erfahren. Ansonsten war wie immer alles in Ordnung.

wissenschaftlich gesehen:

Baby :

- Herztöne hörbar
- Hörfähigkeit, Reflexe und Bewegungskoordination prägen sich immer stärker aus
- Geschlechtsorgane vollständig entwickelt
- bei Mädchen in Eierstöcken rund 6 Millionen primitive Eizellen
- schläft rund 20 Stunden am Tag
- Zahnleisten bilden sich aus
- Leber und Milz nehmen ihre Arbeit auf
- Fokus liegt auf Längenwachstum (Arme und Beine)
- Körper ist nun vollständig mit Lanugo-Haar und einer dicken Schicht Käseschmiere bedeckt
- kann jetzt riechen, schmecken, fühlen und auch Hören
- zwischen 25cm und 28cm lang und etwa 300 Gramm schwer

Mutter :

- Brustwarzen und Warzenhöfe werden dunkler
- evtl. Linea Negra sichtbar
- Mutterbänder können schmerzen
- bei einseitiger Belastung Ischiasschmerzen möglich
- Ansteigen der Körpertemperatur durch vergrößerte Blutmenge; dadurch schnelleres Schwitzen und höherer Druck auf die Venen
- gute Eisenversorgung ab jetzt wichtig
- erste Übungswehen gegen Monatsende möglich
- Gewichtszunahme spürbar
- durch Wachstum der Gebärmutter kann sich Kurzatmigkeit ausbilden
- obere Kante der Gebärmutter befindet sich oberhalb des Nabels
- Sodbrennen verstärkt möglich

Tipp: Einen hohen Eisenanteil enthalten Lebensmittel wie Spinat, grünes Blattgemüse, Fleisch- und Getreideprodukte sowie Hülsenfrüchte.

Dehnungsstreifen vorbeugen durch reichhaltige Badelotionen, Zupfmassagen und milden pflanzlichen Massageölen.

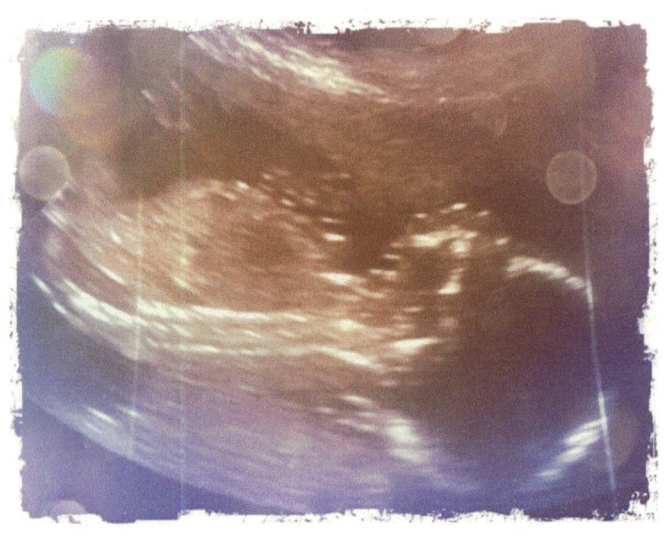

Manchmal nehmen die kleinsten Dinge den meisten Platz in unseren Herzen ein.

Winnie Pooh

6.Monat
Woche 21- 24

Die erste Schwangerschaftshälfte war nun
vorbei. Mir war, als wäre es erst gestern
gewesen, als ich deinem Vater den positiven
Test gezeigt hatte. Noch mal so lange und du
würdest vielleicht schon in meinen Armen
liegen. Mein Bauch war mittlerweile schon eine
richtige Murmel. Hin und wieder verspürte ich
ein Ziehen an den Seiten und in der
Leistengegend. Dies waren wohl die
Mutterbänder, die sich weiter dehnten.
Manchmal merkte ich, wie mein Unterbauch für
einen Moment hart wurde. Schmerzen hatte ich
aber nicht dabei. Die ersten Übungswehen. Bei
deiner Schwester traten diese erst einige
Wochen später auf, deswegen war ich schon
etwas überrascht. In diesen Wochen war ich
auch zunehmend unkonzentriert und träumte
manchmal vor mich hin, ohne es zu merken.
Ein schönes Blitzerfoto sollte mich für immer an
diese Zeit erinnern. Bei der Arbeit schrieb ich
mir sicherheitshalber alles auf, um nicht
irgendeine meiner Aufgaben zu vergessen.
Sonst ging es mir körperlich eigentlich noch
ganz gut. Ich war fit und hatte sonst weiter
keinerlei Beschwerden in diesem Monat. Dies
war wohl einer der schönsten der
Schwangerschaft. Ich konnte ihn voll und ganz

genießen. Abends legte ich mich oft ins Bett, spielte dir die Melodie deiner Spieluhr vor und erzählte ein bisschen mit dir. Du hattest dich dann immer wie verrückt bewegt und in Richtung Spieluhr geboxt. Ich denke, es hatte dir gefallen. Man sagt, die zweite Schwangerschaft würde man nicht so intensiv erleben wie die Erste, weil man ja schon alles kennt und weiß was vor sich geht. Trotzdem sollte man versuchen immer wieder Momente einzulegen, in denen man sich ganz auf das Baby konzentriert, um mit ihm ganz bewusst Kontakt aufzunehmen. Ich finde das zweite Muckelchen hat dieselbe Aufmerksamkeit verdient, wie das erste. Schließlich ist es ebenso ein kleines Wunder und etwas ganz Besonderes.

Die Vorsorgeuntersuchung war in diesem Monat in der 24. Schwangerschaftswoche. Ich hatte seit dem letzten Termin wieder ganze zwei Kilogramm zugenommen. Der Blutdruck war wieder 130/80. Mein Blut wurde noch mal auf den Eisengehalt geprüft und es wurde ein leichter Mangel festgestellt. Von nun an musste ich täglich eine Eisentablette einnehmen. Die Arzthelferin erklärte mir, dass beim nächsten Termin ein Zuckertest auf Schwangerschaftsdiabetes durchgeführt werden würde. Hierzu könnte ich zwar frühstücken, sollte jedoch auf süßen Aufstrich verzichten. Ich sollte viel Zeit mitbringen und mir am Besten ein Buch einpacken, da der Test circa eine Stunde Wartezeit in Anspruch nehmen würde. In dieser Zeit dürfte ich die Praxis nicht verlassen. Nach kurzer Wartezeit kam ich wieder ins Untersuchungszimmer. Ich bat meinen Arzt wieder nach deinem Geschlecht zu sehen, aber du lagst natürlich wieder mit Rücken und Popo zu uns. Er stupste dich etwas an, damit du eventuell deine Lage verändern würdest, aber du rührtest dich kein Stück und hattest lediglich gegen das Ultraschallgerät getreten. Der Arzt meinte, du würdest wohl nicht wollen, dass wir dein Geschlecht erfahren, aber dies wäre ja auch nicht das Wichtigste. Du warst, soweit man es sehen konnte, mit deiner Entwicklung voll in der Zeit und kerngesund. Das war natürlich wichtiger als dein Geschlecht.

Der Arzt erklärte mir, das wir das nächste Mal eine Brustsonografie durchführen würden. Er machte mir ein Ultraschallbild, stellte mir ein Rezept für die Eisentabletten aus und ich ging zu Frieden aus der Praxis.

Alle waren enttäuscht, dass du immer noch nicht preisgegeben hattest, ob du ein Junge oder ein Mädchen werden würdest. Ich sagte fortan jedem der fragte, dass du ein Ü-Ei sein würdest und ich jetzt auch nicht mehr wissen wollen würde, was du wirst. Also begann ich sowohl über Jungen- als auch über Mädchennamen nachzudenken. Es sollte ein Name sein, der zu unserem Nachnamen aber auch zu unseren Vornamen und vor allem auch zum Namen deiner Schwester passen sollte. Er sollte nicht zu lang sein. Ein Doppelname kam nicht in Frage. Einfach auszusprechen und zu Schreiben sollte er auch sein. Die Ansprüche waren ziemlich hoch und es sollte noch eine ganze Weile dauern bis wir den richtigen Namen gefunden hatten. Bis dahin schwankte ich zwischen Lilly, Elaine, Levi und Thorben. Dein Vater fand natürlich keinen meiner Namen schön. Gar nicht so einfach sich da auf einen zu einigen. Aber ein wenig Zeit hatten wir ja noch.

wissenschaftlich gesehen:

Baby :

- Bildung erster Furchen im Gehirn
- Geschmacks- und Geruchssinn werden durch das Trinken des Fruchtwassers trainiert und stimuliert
- Lippen sind geformt; Augen und Augenlider bis auf Pigmentierung der Iris vollständig entwickelt
- Augenbrauen, Wimpern, Finger- und Zehnägel haben sich ausgebildet
- Knospen der Milchzähne unter den Zahnleisten herausgebildet
- erster Schluckauf möglich
- erste Erinnerungen werden abgespeichert
- dreht sich im Bauch
- Reifung der Lungen beginnt
- etwa 30 cm bis 31 cm groß und 700 Gramm schwer

Mutter :

- zweite Schwangerschaftshälfte beginnt
- Schwangerschaft nun deutlich sichtbar

- Rücken und Beckenboden werden stärker belastet
- häufigere Übungswehen möglich
- evtl. größerer Appetit und Heißhungerattacken
- regelmäßige Gewichtszunahme
- erhöhter Magnesiumbedarf
- evtl. werden so genannte Montgomery-Drüsen als deutliche Erhebungen auf den Warzenhöfen sichtbar (scheiden fettige Substanz aus, die Brustwarzen und Warzenhöfe pflegt)
- Zahnfleisch- oder Nasenbluten; Verstärkung Scheidensekret; Schwindel und verstärktes Sodbrennen möglich
- Fundus oberhalb des Nabels
- ziehende Mutterbänder
- erhöhter Magnesiumbedarf (braucht Baby für seinen Muskelaufbau)

Tipp: Schlafen auf der linken Körperseite entlastet den Kreislauf und die inneren Organe.

Wichtige Magnesiumlieferanten sind Fleisch, Fisch, Nüsse, grünes Gemüse, Vollkorn- und Milchprodukte.

*Ein Kind ist, was das Haus glücklicher,
die Liebe stärker, die Geduld größer,
die Nächte kürzer, die Tage länger
und die Zukunft heller macht.*

Autor unbekannt

7.Monat
Woche 25- 28

So langsam begann ich damit, an deine Geburt
zu denken. Ich hatte die letzten Tage im
Internet geforscht und vier Kliniken gefunden, in
denen ich dich hätte zur Welt bringen können.
Alle waren zwischen zwanzig und vierzig
Minuten von unserem zu Hause entfernt. Die
dichteste war mit einer
Neugeborenenintensivstation ausgestattet. Für
viele sicherlich ein großer Pluspunkt auf der
Pro- und Contraliste. Ich wollte jedoch nicht
unbedingt davon ausgehen, dass dir unter der
Geburt etwas geschehen könnte. Mein größtes
Interesse galt einer kleinen Klinik mit einem
sogenannten ``Wehengarten``. Ein Innenhof,
als Garten angelegt, den man von den
Kreißsälen aus betreten und einige Wehen bei
Bedarf dort veratmen könnte. Eine meiner
Ängste bestand darin, mich unter den Wehen
nicht ausreichend bewegen zu können und in
einem kleinen Raum gefangen zu sein, weil alle
anderen Kreißsäle schon besetzt sein würden.
Da kam mir der Wehengarten grade recht.
Außerdem könne man dort von jedem Zimmer
aus auf eine Art Terrasse. Bei beiden Kliniken
gab es ein Frühstücks- und Abendbuffet. Das
Mittagessen würde aufs Zimmer gebracht
werden. Anästhesisten wären ständig im Haus.

Bei beiden könne man Familienzimmer buchen, aber das war für uns kein Thema. Die Dammschnittrate lag bei der einen Klinik wesentlich höher als bei der anderen. Ebenso die Kaiserschnittrate. Bei beiden Krankenhäusern wurden Kreißsaalführungen angeboten. Ich beschloss, diese im nächsten Monat wahrzunehmen und mir selbst ein Bild von den Stationen zu machen. Nach anfänglichen Überlegungen dich per Kaiserschnitt auf die Welt holen zu lassen, war ich mir mittlerweile sicher, dich doch auf natürlichem Wege zur Welt zu bringen. Mir machte die Vorstellung Angst, mich nach der Geburt nicht gleich um dich kümmern zu können. Und auch die Schmerzen nach dem Kaiserschnitt sollen ja nicht grade ohne sein. Mal abgesehen von angeblichen Anpassungsschwierigkeiten und häufigeren Atemproblemen bei Kaiserschnittbabys. Ich wollte der natürlichen Geburt noch eine Chance geben. Vielleicht würde ja dieses Mal alles anders werden.

Mein Bauch war in diesem Monat bei meinem untersten Rippenbogen angekommen. Nach vorne beugen gestaltete sich langsam als Tortur und du machtest dich mit energischen Tritten bemerkbar, wenn du bestimmte Bewegungen nicht mehr mochtest. Immer öfter hatte ich nun Sodbrennen, das einfach nicht wegzubekommen war. Besonders unangenehm war es nachts, da ich dadurch ständig wach geworden war. Meine Hebamme hatte mir Gaviscon empfohlen, ein Gel zum Runterschlucken, welches das Sodbrennen zumindest eine Weile unterdrücken sollte. Dazu trank ich literweise Milch, welche aber auch nur kurzfristig Linderung verschaffte. Viele Frauen schwören auf Mandeln, Haselnüsse, Reiswaffeln oder Haferflocken im Kampf gegen das Sodbrennen. Sie sollen die Magensäure besonders gut aufsaugen und die Verdauung unterstützen. Auch das Meiden scharfer und stark gewürzter Speisen soll hilfreich sein, sowie die erhöhte Lagerung des Oberkörpers in der Nacht. Bei mir jedoch half nur die gute alte Milch und Gaviscon. Sonst ging es mir auch in diesem Monat wunderbar und ich konnte nicht über weitere Schwangerschaftsbeschwerden klagen.

Meine lieben Kolleginnen versuchten ab und an Kontakt zu dir aufzunehmen, aber grade dann hattest du dich meistens nicht bewegt. Meine Aufgaben blieben auch jetzt noch dieselben, nur das ich in manchen Sachen etwas langsamer war als sonst und öfter Hilfe benötigte beim Tragen schwerer Sachen. Ich hatte mir fest vorgenommen bis zum Beginn des Mutterschutzes durchzuhalten und wurde meinem Vorsatz bis jetzt ganz gut Gerecht.

Bei der Vorsorgeuntersuchung diesen Monat stand nun der Zuckertest und die Brustsonografie an. Morgens hatte ich mir ein Salamitoast statt meines heiß geliebten Nutellatoasts gemacht und einen Kaffee getrunken. Beim Arzt angekommen standen erst einmal die Routineuntersuchungen auf dem Programm. Der Plastebecher stand zur Befüllung bereit. Der Blutdruck war wie immer 130/80. Die Waage zeigte noch einmal drei Kilogramm mehr an. Anschließend wurde mir Blut abgenommen und ich musste eine Zuckerlösung trinken. Dann begann die einstündige Wartezeit. Um mir diese ein wenig zu verkürzen wurde heute das erste CTG geschrieben. Ich musste mich auf eine Liege legen und mir wurden mithilfe von elastischen Bändern zwei Dioden auf dem Bauch befestigt. Die eine sollte deinen Herzschlag, die andere die Wehentätigkeit messen. Es war total schön für 20 Minuten deinem Herzschlag lauschen zu können. Allerdings hattest du dich immer verkrümelt und die Arzthelferin musste ständig nachstellen. Du hattest einfach noch zu viel Platz in meinem Bauch und mochtest wahrscheinlich das Gefühl nicht, dass etwas auf dir herumdrückt. Die Arzthelferin versicherte

mir, dass es von Mal zu Mal besser werden würde. Nach ein wenig Zeit im Wartezimmer durfte ich zur Brustsonografie in den Untersuchungsraum. Ich musste mich obenrum frei machen, auf die Liege legen und meine Arme hinter meinem Kopf verschränken. Mit dem Ultraschallgerät wurden meine Brüste und Achseln untersucht. Es war alles in Ordnung. Zu meiner Enttäuschung konnte ich dich dieses Mal leider nicht sehen, da kein Ultraschall von dir für diesen Termin vorgesehen war. Als die Stunde Wartezeit vergangen war, wurde mir nochmals Blut abgenommen und ich konnte die Praxis verlassen. Zwei Tage später wurde ich darüber informiert, dass mein Zuckerwert etwas zu hoch wäre. Ich sollte einen Termin beim Internisten machen, welcher sich auch mit Schwangerschaftsdiabetes auskennen würde. Ich bekam sofort einen Beratungstermin und für zwei Wochen später den Termin für den großen Zuckerbelastungstest. Zu diesem musste ich acht Uhr morgens nüchtern erscheinen. Lediglich einen schwarzen Kaffee hätte ich trinken dürfen. Die Lösung für den Test musste ich mir selbst aus der Apotheke mit fünf Euro Zuzahlung besorgen und zum Termin mitbringen. Der große Test würde anderthalb bis zwei Stunden dauern.
So ganz ohne etwas zu mir zu nehmen war mir morgens erstmal ganz schön schummrig.

Immer wieder trank ich etwas Wasser um wenigstens etwas im Magen zu haben. Diesmal wurde mir das Blut aus dem Ohrläppchen abgenommen. Anschließend durfte ich mein ``Frühstück``, die Zuckerlösung trinken. Diese schmeckte wesentlich angenehmer als jene beim Frauenarzt. Im Abstand von jeweils dreizig Minuten wurde mir wieder Blut aus dem Ohrläppchen abgenommen. Als dies erledigt war, aß ich erstmal ein Nutellatoast. Die Praxis wollte sich innerhalb von zwei Tagen melden, wenn etwas auffällig gewesen wäre. Es war aber zu meinem Glück alles in Ordnung.

Schwangerschaftsdiabetes verschwindet normalerweise nach der Geburt wieder. Die Hormonveränderungen in der Schwangerschaft können die Insulinproduktion stören und so zu einem erhöhten Blutzuckerspiegel führen. Dieser kann sich bemerkbar machen durch extremen Durst, häufigen Harndrang, Gewichtsverlust oder ungewöhnlich starke Müdigkeit. In den meisten Fällen wird die Gestationsdiabetes jedoch nicht von den Betroffenen bemerkt. Umso wichtiger ist es den Zuckertest durchführen zu lassen. Die Hauptprobleme bei einem zu hohen Blutzuckerspiegel bestehen darin, dass der Zucker über die Plazenta in den Blutkreislauf des Babys gelangt. Dadurch kann das Baby sehr groß werden und die Geburt deutlich erschweren oder ein Kaiserschnitt nötig werden. Ist die Diagnose gestellt worden, wird meist die Ernährung der Betroffenen analysiert und umgestellt, um den Blutzuckerspiegel zu senken. Zuckerhaltige Speisen sollten vorübergehend vom Speiseplan gestrichen und dafür mehr zu Vollkornprodukten gegriffen werden. Für Schwangere empfehlenswerte Sportarten senken ebenfalls den Blutzuckerspiegel. Bei grade mal zwanzig Prozent der Schwangeren mit Diabetes ist die Krankheit so stark ausgebildet, dass Insulin-Injektionen verschrieben werden müssen.

wissenschaftlich gesehen:

Baby :

- Entwicklung des Gleichgewichtssinns
- reagiert aktiv auf Berührungen
- Lungen reifen weiter; Atemfunktion wird trainiert und Surcafant produziert
- Gehirn differenziert sich weiter aus
- Kapillargefäße bilden sich
- kann auf Schmerzen reagieren
- Nasenflügel öffnen sich
- Blut wird direkt durchs Knochenmark gebildet
- Immunsystem beginnt eigenständig zu funktionieren
- etwa 37cm groß und 1100 Gramm schwer

Mutter :

- Test auf Schwangerschaftsdiabetes
- Übelkeit in Rückenlage möglich
- Babybauch und Kind wachsen stetig
- schlechtes Schlafen und Albträume möglich
- Kindsbewegungen manchmal schmerzhaft

- Rücken, Skelett und Bänder werden stark belastet
- Schwerpunkt des Körpers lagert sich nach vorn; dadurch Hohlkreuz
- Schnarchen möglich durch verstopfte Nase
- ständiger und starker Harndrang
- müde Beine, Steißbeinschmerzen, leichte Atemnot und erste Wassereinlagerungen möglich
- Übungswehen eventuell häufiger

Tipp: 2 Liter Wasser pro Tag trinken und die Beine so oft wie möglich entlasten, z.B. durch Hochlegen, wirkt gegen Wassereinlagerungen.

Plötzliche dramatische Gewichtszunahme, Sehstörungen, starker Blutdruckanstieg, Eiweißausscheidungen im Urin sowie starke Schwellungen an Händen und Füßen sind Anzeichen einer Schwangerschaftsvergiftung (Präeklampsie) und müssen sofort ärztlich behandelt werden.

Die kostbarsten Juwelen, die du jemals um den Hals haben wirst, sind die Arme deiner Kinder.

Autor unbekannt

8.Monat
Woche 29- 32

Eigentlich hatten dein Vater und ich abgemacht, keine Babysachen zu kaufen bis wir wüssten, was du werden würdest. Da du dich aber bis jetzt noch nicht gezeigt hattest und ich nicht im Falle einer vorzeitigen Geburt ohne dein Bettchen dastehen wollte, kümmerte ich mich nun um deine Erstausstattung. Meine Freundin und ich holten erstmal alle Sachen von deiner Schwester aus dem Keller und sortierten diese nach Größe. Wintersachen in den kleinsten Größen hatte ich gleich aussortiert, denn du würdest ja ein Sommerbaby werden. Es war schon süß anzuschauen, als die kleinen Bodys und Shirts auf der Wäscheleine hingen. Ein großer Teil an Babysachen war damit schon abgedeckt, vorausgesetzt du würdest ein Mädchen werden. Davon ging ich mittlerweile aus. Ich besorgte noch ein paar Bodys und hatte am Ende ungefähr 8 Stück davon. Außerdem brauchte ich noch einen Strampler, den du nach der Geburt auf unserer Heimreise anziehen würdest. 4 normale Strampler hatte ich noch von deiner Schwester. Es fehlten noch Söckchen in der kleinsten Größe und ein paar Mützen. Ich hatte zwar ein paar Erstlingsmützen aber ich fand es furchtbar diese unterm Kinn zubinden zu müssen. Also holte ich welche ohne Bändchen. 2 Wickeljäckchen und eine Strickjacke waren noch vorhanden. Eine etwas dickere Jacke kaufte ich noch nach. Mit Langarmshirts hätten wir uns tot schmeißen können. Ich denke 6-7 hätten es auch locker getan. In Größe 56 und 62 hatten wir auch ein paar Schlupf- bzw. Baumwollhosen. Damit war deine Kleidung für die ersten zwei, drei Monate so gut wie abgedeckt. Ein paar Sachen wollte ich erst nachkaufen, wenn du auf der Welt wärst und es nötig wäre. Babydecken hatten wir noch zu Genüge. Man bekommt ja so viel geschenkt zur Geburt. Auch an Kapuzenhandtüchern mangelte es uns nicht. Bei der Arbeit konnte ich ein paar Gratis-Babywaschlappen ergattern und Mullwindeln (Spucktücher) hatten wir auch noch von deiner Schwester im Schrank. Diese kann man sonst auch günstig in Drogerien erwerben. Schlafsäcke hatten wir noch einen in Größe 60 für gleich nach der Geburt. Diesen hatte deine Schwester damals vom Krankenhaus geschenkt bekommen. In der Größe 70 hatten wir auch noch einen da. Dieser war allerdings gefüttert und da du ein Sommerbaby sein würdest, holte ich noch einen dünnen Sommerschlafsack dazu. Ich entschied mich dieses Mal für ein Babybay Anstellbettchen, damit ich zum Stillen nachts nicht raus müsste. Hierfür fehlten noch Himmelstange, Himmel,

Nestchen, Matratze und Spannbettlaken. Da wir im Schlafzimmer nicht so viel Platz hatten und du erstmal auch kein eigenes Zimmer haben würdest, kauften wir eine Wickelkommode mit Schrank für deine Babysachen. Kinderwagen, Wippe und Laufgitter hatten wir noch im Keller stehen und müssten nur zur rechten Zeit aufgebaut werden. Ebenso eine kleine Badewanne und der Maxi Cosi waren noch vorhanden. Wenn man diese Dinge beim ersten Kind etwas sorgfältig behandelt und gut verstaut, kann man eine Menge Geld beim zweiten Baby sparen. Es waren eigentlich nur noch Kleinigkeiten die mir fehlten wie Badethermometer, Windeln, Stilleinlagen, Feuchttücher, Wundschutzcreme, Körperlotion oder evtl. Babyöl, Babynagelschere, weiche Babybürste und Nuckel. Obwohl ich wusste, dass ich voll stillen würde, kaufte ich mir trotzdem zur Sicherheit einen Mikrowellensterilisator mit Flaschenset von Avent. Die passende Milchpumpe hatte ich noch aufbewahrt. Gerade am Anfang könnte es ja immer mal sein, dass etwas nicht so rund läuft. Dann könnte man aufs Abpumpen zurückgreifen. Ebenso wenn man mal wieder etwas unternehmen möchte oder zum Rückbildungskurs gehen würde, könnte dich so der Papa mit dem Fläschchen füttern. Außerdem bestellte ich mir noch ein Stillkissen damit wir es beim Füttern immer schön gemütlich haben würden. Im Bettenlager kaufte ich noch eine kleine Decke für den Kinderwagen, falls es doch mal etwas kühler sein würde. Mobile, Spieluhr und Spielzeuge für dein erstes Jahr hatten wir ebenfalls alles noch von deiner Schwester aufbewahrt.

Eine Wickeltasche hatten wir zwar auch noch, aber schon damals hatte ich sie gar nicht genutzt. Zwei Windeln, eine kleine Packung Feuchttücher und einmal Ersatzklamotten hatten auch immer in einer meiner Handtaschen Platz gefunden. Hier empfiehlt es sich noch eine kleine Extratasche zu kaufen, in der man die Wickelutensilien unterbringen kann, damit man sie immer gleich griffbereit hat.

Dieses Mal wollte ich mich auch an einer Babytrage versuchen. Ich schaute lange im Internet, las Bewertungen und sah mir das Preis-Leistungsverhältnis an. Es sollte schon etwas Gutes sein, das deine Hüfte und meinen Rücken nicht so arg belastete. Letztendlich hatte ich mich für eine schwarze Babytrage von Manduca entschieden und kam damit auch von Anfang an sehr gut zurecht. Manchmal ist es einfach besser die Hände frei zu haben und den Kinderwagen nicht überall die Treppen hochhiefen zu müssen. Somit hatte ich alles was ich für deinen Start ins Leben benötigte, war seitdem ziemlich entspannt und freute mich auf meinen bald beginnenden Mutterschutz.

Deine Schwester wollte dieses Mal unbedingt mit zum Arzt und einmal sehen ob du auch wirklich in meinem Bauch wohnen würdest. Außerdem wollte sie unbedingt wissen, ob sie ein Brüderchen oder ein Schwesterchen bekommt. Sie hatte mich und den Arzt mit tausenden Fragen gelöchert. Warum ich in den Becher Pipi machen müsste; ob ich eine Spritze bekommen würde; was ein Blutdruckmessgerät ist; wie das CTG funktionieren würde und vieles mehr. Dieses Mal war das letzte Trimester-Screening an der Reihe. Ich konnte es gar nicht fassen wie schnell die Zeit bis jetzt vergangen war. Noch neun Wochen und deine Schwester würde ein kleines Brüderchen oder Schwesterchen haben. Ich hatte nochmals einen Kilogramm zugenommen und mein Blutdruck war wie gehabt 130/80. Beim Ultraschall schaute dein Schwesterchen ganz genau hin und mein Arzt zeigte ihr wo deine Füßchen, deine Hände, dein Kopf und dein Bäuchlein lagen. Du hattest dich mittlerweile gedreht und lagst nun in Startposition mit dem Kopf nach unten. Deine Schwester fragte, ob du denn nun ein Brüderchen oder Schwesterchen sein würdest und nach langem hin und her entschied sich der Arzt dafür, dass du wohl ein Mädchen werden würdest. Er könnte es jedoch nicht mit hundertprozentiger Sicherheit sagen.

Als die Aufmerksamkeitsspanne deiner Schwester langsam nachließ, beendete der Arzt seine Untersuchungen und machte ein Bildchen von dir.

Da sie nun gesehen hatte, dass du tatsächlich in meinem Bauch wohnst, gab sie dir jeden Abend einen Gute- Nacht- Küssa und einen Abschiedskuss, wenn ich sie zum Kindergarten gebracht hatte, sagte gute Nacht Baby oder tschüss Baby, bis später. Sie freute sich schon sehr auf dich.

Mir fiel das Laufen und Treppensteigen langsam immer schwerer. Wenn ich etwas schneller unterwegs war, litt ich unter Kurzatmigkeit. Also musste ich langsam einen Gang zurückschalten. Hin und wieder hatte ich auch mit Übelkeit und seltener auch mit Erbrechen zu tun. Besonders wenn ich zu viel oder zu fettig gegessen hatte. Scheinbar kamen meine Verdauungsorgane damit nicht mehr klar. Also versuchte ich weniger, aber dafür öfter zu essen. Dies klappte ganz gut. Von Schwangerschaftsstreifen war ich bisher verschont geblieben. Ich pflegte meinen Bauch ein paar Mal die Woche mit einem Öl und einer Zupfmassage. Ansonsten fühlte ich mich immer noch ziemlich wohl, mal abgesehen davon, dass ich nicht mehr ganz so beweglich war.

In diesem Monat standen nun die Kreißsaalführungen an. Als erstes war ich mit meinem Mann in der größeren Klinik mit Neugeborenenintensivstation. Man merkte gleich, dass hier hunderte Frauen im Jahr ihre Kinder zur Welt bringen würden. Alles war genau organisiert. Es waren immer zwei Hebammen in einer Schicht anwesend, die allerdings nicht die ganze Geburt über blieben. Würde diese länger dauern, würden die Hebammen wechseln. Vom klassischen Entbindungsbett über Pezzibälle bis hin zu Gebärhocker und – stuhl war in den Kreißsälen alles vorhanden, was man sich wünschen würde. Ein Anästhesist wäre 24 Stunden im Haus. Zur Schmerzlinderung könnten auf Wunsch Akupunktur, Aromatherapie, Homöopathie und Periduralanästhesie zum Einsatz kommen. Wassergeburten, ambulante Geburten und ``sanfte`` Kaiserschnitte würden hier regelmäßig durchgeführt werden. Es gab genaue Vorstellungen nach wie vielen Tagen eine Geburt bei Übertragung eingeleitet werden sollte und nach wie vielen Stunden bei einem Blasensprung. Auf der einen Seite wäre die Geburt die natürlichste Sache der Welt, aber auf der anderen Seite war hier doch ziemlich viel der medizinischen Kontrolle unterworfen. Für ängstliche Menschen und diejenigen, die Wert auf Sicherheit und Kontrolle legen war dies auf jeden Fall die richtige Klinik und mit der Neugeborenenintensivstation auf jeden Fall ein großes Plus. Ich jedoch wollte mir auch noch die andere Klinik mit dem Wehengarten anschauen. Diese war zwar circa zehn Minuten weiter weg; würde ich aber gerne in Kauf nehmen, wenn es mir dort besser gefallen würde. Zu dieser Kreißsaalführung nahm ich diesmal eine gute Freundin mit. Die Klinik war wesentlich kleiner, aber dafür hatte man nicht das Gefühl der Massenabfertigung. Die Hebammen hier waren frei beruflich und jeweils für 12 Stunden im Kreißsaal tätig. Hier war alles sehr auf eine natürliche Geburt bedacht. Der Oberarzt meinte, dass die Geburt als solches ja erstmal ein Selbstläufer wäre und die Hebammen nur als Beobachter unterstützend dabei sein würden und im Notfall oder in der Austreibungsphase eingreifen würden. Auch setze man erstmal auf die natürliche Schmerzlinderung, bevor man zur PDA greifen würde. Dammschnitte und Kaiserschnitte waren im Durchschnitt etwas weniger durchgeführt worden als in der anderen Klinik. Zwar wäre hier keine Intensivstation für Neugeborene, dennoch könnten die Babys im Notfall schnell in ein anderes Krankenhaus gebracht werden.

Die Mütter würde man dann ebenfalls umbetten. Aber wir sollten nicht von vornherein davon ausgehen, dass etwas passieren würde, was eine Intensivstation notwendig machen würde. Dies wäre schließlich die geringere Anzahl der Neugeborenen und meistens jene, die auch im Bauch schon ein Handicap hatten, wie zum Beispiel Zwillinge, welche eh schon früher das Licht der Welt erblicken würden. In allem Anderen war diese Klinik der anderen ziemlich ähnlich bis auf die Größe. Diese Gemütlichkeit und das Vertrauen der Ärzte und Hebammen ließen mich schließlich zu dem Entschluss kommen, hier zu entbinden. Ich war mir sicher, dass du hier auf die Welt kommen würdest. Ein paar Wochen vor der Geburt würde ich uns hier anmelden.

Vor der Geburt deiner Schwester hatten dein Vater und ich uns in diesem Monat um die Vaterschaftsanerkennung gekümmert. Diese können unverheiratete Paare bei Jugendämtern und Amtsgerichten kostenlos, sowie bei Standesämtern und Notaren kostenpflichtig ausstellen lassen. Dies ist besonders wichtig, wenn das Baby nach der Geburt den Nachnamen des Vaters tragen soll. Bei verheirateten Paaren ist die Vaterschaft automatisch anerkannt. Da wir vor ein paar Jahren geheiratet hatten, war es also dieses

Mal nicht nötig. Du würdest gleich unseren Familiennamen tragen.

wissenschaftlich gesehen:

Baby :

- ab jetzt Gewichtszunahme und Längenwachstum im Fokus
- Hoden wandern jetzt evtl. in den Hodensack
- Klitoris jetzt sehr deutlich im Ultraschall erkennbar
- Einlagerung Fettreserven für die Zeit nach der Geburt
- kann Wärmehaushalt jetzt unabhängig regulieren
- Fötalstellung eingenommen (weit angezogene Knie, Arme vor der Brust verschränkt und etwas eingerollt im Uterus)
- Lanugo- Haar beginnt langsam zu verschwinden
- Augenbrauen, Wimpern und evtl. Kopfhaar vorhanden
- regelmäßiger Schlaf-Wach-Rhythmus ausgebaut
- schläft zwischen 15 und 20 Stunden täglich

- ist in der Lage seine Lungen vollständig aufzublähen
- dreht sich evtl. schon in Geburtslage
- im Falle einer Frühgeburt ausgezeichnete Chancen ohne Entwicklungsverzögerungen oder – Störungen heranzuwachsen

Mutter :

- letzte große Vorsorgeuntersuchung
- größerer Appetit möglich
- erhöhtes Ruhebedürfnis
- jetzt alle 14 Tage Untersuchung
- Kurzatmigkeit, Kreislaufbeschwerden, Magen-Darm- Probleme und Rückenschmerzen möglich
- Wassereinlagerungen möglich
- Schnell erschöpft
- Vormilch (Kolostrum) wird produziert
- Schlechter Schlaf durch ständigen Harndrang und Kindsbewegungen möglich

Tipp : Kleinere Mahlzeiten und gesunde Snacks sind leichter für das Verdauungssystem.

Jetzt noch einmal Zeit nehmen für den Partner.

Die Entscheidung ein Kind zu haben ist monumental. Denn du entscheidest dich dafür, dass dein Herz für immer außerhalb deines Körpers rumläuft.

Elizabeth Stone

9.Monat
Woche 33- 36

Endspurt. Die letzten 8 Wochen waren nun angebrochen. Bei der Arbeit überlegten wir schon, wie wir meinen letzten Tag gestalten würden. Ich war dafür Pizza zu bestellen und unsere Pause ein wenig für das Abschiedsmittag zu verlängern. Ob ich es wohl vermissen würde zu arbeiten? Jeden Tag eine dreiviertel Stunde zur Arbeit hin und wieder zurück zu fahren, um dann sechs Stunden meiner Arbeit nachzugehen? Bestimmt nicht. Im Moment wünschte ich mir eh nichts sehnlicher als in den Mutterschutz zu gehen. Ich fühlte mich mittlerweile wie ein Wal, so groß war mein Bauch inzwischen geworden. So langsam nahm ich auch diesen bestimmten Watschelgang an, den man bei so ziemlich allen Schwangeren im letzten Drittel beobachten kann. Alles wurde langsam beschwerlicher und ich kam ziemlich leicht aus der Puste. Wenn der Mutterschutz schon acht Wochen vor der Geburt beginnen würde, hätte sicher auch niemand etwas dagegen. Aber ich würde es schon noch durchhalten.

Die nächste Vorsorgeuntersuchung war in der 34. Schwangerschaftswoche. Ich hatte noch mal einen Kilogramm zugenommen und der

Blutdruck war 130/70. Die Blutabnahme ergab, dass mein Eisenwert inzwischen wieder im Normalbereich lag. Beim CTG konntest du dich inzwischen nicht mehr ganz so viel bewegen, daher konnte ich zwanzig Minuten lang deinem Herzschlag lauschen. Du lagst immer noch startbereit mit dem Köpfchen nach unten und beim Ultraschall war auch alles in bester Ordnung. Da ich mich bald in der Klinik zur Geburt anmelden wollte, bekam ich hierzu schon mal eine Überweisung. Außerdem bekam ich eine Bescheinigung über den voraussichtlichen Geburtstermin. Den einen Zettel sollte ich bei meiner Arbeit abgeben. Bei dem anderen die Rückseite ausfüllen und an meine Krankenkasse schicken. Dies war quasi der Antrag aufs Mutterschaftsgeld, welches während der Zeit des Mutterschutzes gezahlt wird. Das Mutterschaftsgeld muss spätestens eine Woche vor der Mutterschutzfrist bei der Krankenkasse beantragt werden. Es beträgt bis zu 13 Euro täglich bei gesetzlich Versicherten und wird vom Arbeitgeber bis zur Höhe des Nettogehalts aufgestockt. Mit dem Senden der Geburtsurkunde wird das Mutterschaftsgeld für die Zeit nach der Geburt gezahlt.

Mein letzter Tag bei der Arbeit war eigentlich ziemlich relax. Ich erledigte die Aufgaben, die ich sonst auch jeden Tag bearbeitet hatte und prägte mir noch einmal alles ein für den Fall, dass ich es vermissen würde. Für die Mittagszeit hatten wir uns kein Pausenlimit gesetzt. Ich hatte für meine Abteilung Pizza bestellt und für die restlichen Kollegen Kuchen gebacken und so saßen wir eine Weile in gemütlicher Runde. Sogar meine Kollegen, die eigentlich keine Schicht hatten, kamen um mich zu verabschieden und alles Gute zu wünschen. Ich bekam ein Geschenk für das Baby; einen Body, Jacke, Hose und Mütze. Sowas von süß. Man konnte sich gar nicht vorstellen solange erstmal nicht wiederzukommen. Aber ich versprach in Kontakt zu bleiben und sie besuchen zu kommen, wenn das Baby da wäre.

Die ersten Tage zu Hause ruhte ich mich erstmal aus und erledigte Hausarbeit, die schon länger liegen geblieben war. Mein Mann besorgte mir vom Rathaus den Antrag zum Elterngeld. Im Internet hatte ich mir schon mal den Kindergeldantrag rausgesucht und ausgedruckt. Man kann auch alle Anlaufstellen im Internet recherchieren und herausfinden, wo man die Anträge hinsenden muss. Elterngeld zur ansässigen Elterngeldstelle und Kindergeld zur Familienkasse. Elterngeld kann man auch schon vor der Geburt beantragen. So muss man später nur noch die Geburtsurkunde nachreichen. Dies führt meist zu einer schnelleren Bearbeitung. Mit dem Antrag muss man außerdem die Gehaltsnachweise der letzten 12 Monate vorm Mutterschutz, sowie den Bescheid über das gezahlte Mutterschaftsgeld von der Krankenkasse mitsenden. Das Elterngeld beträgt 65 bis 67 Prozent des durchschnittlichen monatlichen Nettoeinkommens und beträgt höchstens 1800 Euro und mindestens 300 Euro. Es wird 12 Monate bzw. bei Vätermonaten auch 14 Monate als Lohnausgleich gezahlt. Beim Kindergeldantrag muss, abgesehen von der Geburtsurkunde, eine Haushaltsbescheinigung mitgesandt werden. Diese bestätigt, dass das Kind im selben Haushalt lebt wie derjenige, der Kindergeld beziehen möchte. Es beträgt beim ersten und zweiten Kind monatlich 188 Euro, beim dritten Kind 194 Euro und jedem weiteren 219 Euro.

Auch das Schreiben zur Elternzeit hatte ich schon im Vorfeld fertig gemacht. Dieses muss man schon sieben Wochen vor Antritt; also grade mal in einer Woche nach der Geburt, beim Arbeitgeber beantragen. Ich hatte zusätzlich zu meinem Jahr noch zwei weitere Wochen Elternzeit beantragt, um den ersten Geburtstag mit meinem Schatz noch ausgiebig genießen zu können.

Der erste Termin zum Geburtsvorbereitungskurs stand vor der Tür. Ich fragte mich, was mich wohl erwarten würde. Für mich war der Kurs eigentlich schon ziemlich spät, aber die vorherigen waren alle schon besetzt. Da ich ja schon ein Kind geboren hatte, wollte ich nicht in einen Partnerkurs sondern in einen reinen Frauenkurs, in dem alle Frauen schon mal ein Kind geboren hatten. Ich war ziemlich spät dran und die meisten Frauen hatten schon ihre Plätze auf den Matten eingenommen. Sie saßen dort gestützt von Stillkissen, die man sich nehmen konnte. In der Einladung stand, man solle sich bequem anziehen, ein kleines Handtuch, ein Getränk und gute Laune einpacken. Als ich mir die Bäuche so anschaute fiel mir sofort auf, dass meiner am größten war. Ich müsste wohl am Weitesten in der Schwangerschaft sein. Als alle da waren, fingen wir an mit einer Begrüßungsrunde. Alle erzählten ein wenig über sich; wo sie herkamen, wie viele Kinder sie schon haben, wie alt sie sind und wo sie entbinden wollen. Ich war mit meiner Klinikwahl die einzige im Raum und ich war tatsächlich die Erste, die entbinden würde. Zum Schluss erzählte die Hebamme noch etwas über sich und ihre Berufserfahrung und wir bekamen eine Teilnehmerliste mit den Telefonnummern, dem Entbindungstermin, Email-Adresse und

Anschrift aller Frauen im Kurs. Wir machten ein paar Bewegungsübungen mit Hilfe von Igel- und Pezzibällen. Anschließend sollten wir Gruppen bilden und jede von ihnen bekam Notizzettel, auf denen wir aufschreiben sollten, was wir von diesem Kurs erwarten würden und zu welchen Themen wir uns gern austauschen würden. Da wir auch zwei Erstgebärende im Kurs hatten, waren auch die grundlegenden Sachen noch einmal dabei. Auf der einen Seite sollte der Kurs den Informationen dienen wie die verschiedenen Stadien der Geburt, die richtige Atmung während der Wehen, geburtsvorbereitenden Maßnahmen, das Stillen, das Wochenbett und die erste Zeit mit Baby. Auf der anderen Seite sollte der Kurs eine kleine Auszeit bieten vom stressigen Alltag und einen Austausch der Mütter ermöglichen. Spaß haben stand natürlich ebenfalls weit oben auf der Liste. Nachdem wir alles zusammengetragen und vorgestellt hatten legten wir uns auf die Matten, um unter der Anleitung der Hebamme und Hintergrundmusik ein paar Entspannungsübungen zu machen. Schon waren die ersten Kursstunden vorüber.

Insgesamt waren es sieben Mal zwei Stunden. Die Kurse waren immer gleich aufgebaut. Erst etwas Bewegung, dann Themen rund um die Geburt und evtl. Gruppenaufgaben, dann meist noch etwas Bewegung und am Schluss in jedem Fall eine Entspannungsübung. Um uns die Namen leichter merken zu können, hatten wir im zweiten Kurs unseren Anfangsbuchstaben mit etwas Essbarem verbunden. Anna wie Ananas ; Wiebke wie Würstchen und so weiter. Bei mir gestaltete sich das Ganze schon etwas schwieriger aber die Hebamme kam aufs Ungarische Gulasch. Das Namenmerken funktionierte so erstaunlich gut. In einer anderen Stunde hatten wir uns gegenseitig mit verschiedenen Sachen wie etwa Igelball und Klopfer massiert. Dies könnte man auch unter der Geburt von seinem Partner als Entspannung machen lassen. Einmal sollten wir die Vor- und Nachteile unserer Schwangerschaft zusammentragen. Es wurden viele positive Sachen damit in Verbindung gebracht, wie mehr Aufmerksamkeit zu bekommen, das Baby spüren zu können, die voller werdenden Haare und der wachsende Busen. Aber auch negative Sachen wie Sodbrennen, Müdigkeit, Kreislaufbeschwerden und so weiter wurden genannt. Eine Kursteilnehmerin nannte als Negativpunkt den körperlichen Verfall. Das Gelächter war groß. Doch auf gewisse Weise hatte sie schon recht. Viele Frauen kommen mit ihrem Körper nach der Geburt nie wieder so in Schuss wie vorher. Ich selbst hatte seit der Geburt meiner ersten

Tochter eine Kleidergröße mehr und auch der Bauch war nie wieder richtig flach. Aber dafür hat man ja das größte Geschenk der Welt; sein eigenes Kind.

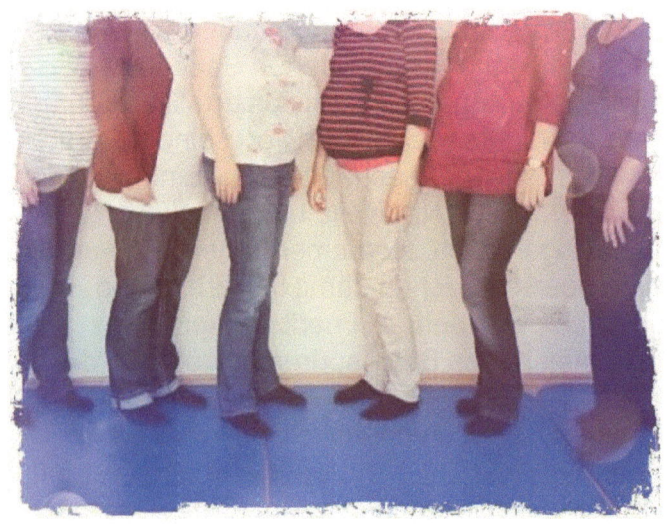

Bei deiner Schwester hatte ich keinen Geburtsvorbereitungskurs mitmachen können, deshalb waren auch mir im Theoretischen die einzelnen Phasen der Geburt nicht bekannt. Sicher, ich hatte schon ein Baby auf die Welt gebracht, dennoch wäre es vielleicht einfacher gewesen, wenn man gewusst hätte was da in einem vor sich geht.

Das erste Stadium der Geburt nennt man Eröffnungsphase. In dieser muss sich der Muttermund öffnen, damit das Baby am Ende geboren werden kann. Der Gebärmutterhals muss sich verkürzen und weich werden. Dies geschieht manchmal auch schon gegen Ende der Schwangerschaft ohne dass spürbare Wehen eingetreten sind. Auch der Schleimpfropf, der den Muttermund während der Schwangerschaft verschlossen hat, um Infektionen zu vermeiden, könnte schon gegen Ende der Schwangerschaft abgehen. Er sieht ein wenig aus wie Gelee und kann mitunter etwas blutig sein. Dieser Vorgang wird auch ``Zeichnen`` genannt und könnte ein Vorbote der beginnenden Geburt sein.
Der Muttermund öffnet sich in der frühen Eröffnungsphase meist vom geschlossenen Zustand bis zu ungefähr drei oder vier Zentimeter. Manche Frauen bemerken diese frühe Phase gar nicht, weil sich die

Gebärmutter nur sanft zusammenzieht. Andere empfinden es wie Krämpfe bei ihrer Periode, einen dumpfen Schmerz oder Rückenschmerzen. Fast alle hingegen merken, dass ihre Wehen immer schmerzhafter werden und regelmäßiger auftreten. Dies unterscheidet sie übrigens von Übungswehen, die unregelmäßig, meist schmerzlos sind und wieder aufhören. In der aktiven Eröffnungsphase werden die Wehen für gewöhnlich lang anhaltender und häufiger. Der Muttermund öffnet sich nun bis auf zehn Zentimeter. Die Wehen sind nun stärker, bauen sich auf, erreichen ihren Höhepunkt und schwächen sich dann wieder ab. Dabei kann man sich normalerweise nicht mehr unterhalten, sondern muss die Wehen veratmen. Auf jede Wehe folgt gewöhnlich eine Wehenpause, die man für Entspannungsübungen, zum Reden, Essen oder Trinken nutzen kann. Die Wehen kommen meist alle drei bis vier Minuten und dauern zwischen 60 und 90 Sekunden. Hierbei muss jeder seinen eigenen Atemrythmus finden. Man könnte durch die Nase tief einatmen und mit weichen Lippen wieder ausatmen; das Ausatmen betonen mit Aaa Ooo oder Uuu oder mit weichen Lippen schnaubend ausatmen wie ein Pferd. In jedem Fall hilft vielen Frauen die langsame und tiefe Atmung dabei, die Muskeln zu entspannen und ruhiger durch die Geburt zu gehen.

In der Übergangsphase öffnen sich meist die letzten zwei Zentimeter des Muttermundes. Sie endet, wenn man das Bedürfnis hat zu pressen. Die Wehen kommen jetzt wahrscheinlich nicht mehr so häufig aber sie sind wesentlich stärker und dauern länger an. Manchmal kommen sie im Doppelpack. Häufig platzt in dieser Phase die Fruchtblase. Die Hebamme meinte, dass in dieser Phase fast alle Frauen an ihre Grenzen treten und am Liebsten ihre Sachen packen und nach Hause gehen würden. Sie wären wütend, manche würden weinen oder schreien. Es sei die wohl schwierigste Phase für die Frau unter der Geburt. Schmerzmittel würden hier nichts mehr bringen, denn ehe sie wirken würden, wäre das Baby längst da. Hier hilft nur gutes Zureden des Partners oder der Hebamme. In der Übergangsphase ist die Geburt fast geschafft. An ihrem Ende gibt es häufig eine Ruhepause in denen die Wehen pausieren und man sich kurz für den Endspurt ausruhen kann.
In der Eröffnungs- und Übergangsphase sollte man auf seinen Körper hören und verschiedene Positionen ausprobieren. Man sollte öfter seine Blase leeren und auf warme Füße achten, denn eine volle Blase und kalte Füße können die

Wehen hemmen. Ein warmes Bad in der Gebärwanne kann den Wehenschmerz etwas lindern. Wenn man die Schmerzen jedoch gar nicht mehr aushalten kann und man am Ende seiner Kräfte ist, sollte man sich nicht scheuen um Schmerzmittel wie eine PDA zu bitten.

In der Austreibungsphase kann man nun endlich direkt mitwirken. Man fühlt den Druck des Köpfchens zwischen den Beinen und hat ein starkes Verlangen danach zu pressen. Man sollte auf seinen Körper hören und dementsprechend mitschieben. Mit jedem Pressen wird das Baby ein Stück weiter ins Becken vorangeschoben. Ist das Köpfchen weit unten im Becken angekommen, hat man eventuell ein heißes stechendes Gefühl, denn die Scheide spannt sich nun um das Köpfchen des Babys. Wenn die Hebamme dieses sehen kann, wird sie darum bitten nicht mehr zu pressen, sondern während der nächsten paar Wehen zu hecheln. Das sorgt für eine langsame und sanfte Geburt und verringert das Risiko eines Dammrisses. Bei Mehrgebärenden wird diese Phase wahrscheinlich nicht länger als fünf bis zehn Minuten dauern; bei Erstgebärenden können durchaus mehrere Stunden vergehen.
In der Austreibungsperiode sollte man versuchen nicht den Atem anzuhalten, wenn

man presst. Außerdem sollte man versuchen in aufrechter Position zu gebären, um sich so die Schwerkraft zu Nutze zu machen.
Wenn das Baby geboren ist, folgt die Phase der Nachgeburt. In dieser werden die Wehen wieder schwächer und sorgen dafür, dass sich die Plazenta langsam von der Gebärmutterwand löst und ausgestoßen wird. Hierzu muss man mitunter noch einmal pressen. Ist die Nachgeburt ausgeschieden, wird diese von der Hebamme auf Vollständigkeit überprüft und der Bauch abgetastet, um zu sehen, ob sich die Gebärmutter wieder richtig zusammenzieht.

Wenn man sein Neugeborenes nach der Geburt so bald wie möglich stillt, werden Hormone ausgeschüttet, die die Ablösung der Plazenta veranlassen. Ist die Geburt geschafft, sollte man noch etwas Zeit zusammen im Kreißsaal verbringen um zu kuscheln, zu stillen und die ersten Momente der Familie zu genießen.

In einem Kurs sprachen wir über geburtsvorbereitende Maßnahmen. Da gäbe es zum Einen den Himbeerblättertee. Von diesem könnte man ab der 35. Schwangerschaftswoche 2-3 Tassen am Tag langsam schluckweise trinken. Hierzu lässt man einen Teelöffel pro Tasse 6 Minuten in heißem Wasser ziehen. Der Tee soll die Muskulatur im kleinen Becken auflockern, entgiftend und entschlackend wirken und die Darmbewegungen anregen, weshalb ihm auch eine wehenfördernde Wirkung zugeschrieben wird.

Zum Anderen könne man ebenfalls ab der 35. Woche jeden Tag einen Esslöffel geschroteten Leinsamen zu sich nehmen, zum Beispiel im Müsli oder im Joghurt. Hierzu sollte man zusätzlich ein Glas Wasser trinken, um eine Verstopfung zu vermeiden. Leinsamen haben eine gute Wirkung auf die Schleimhäute, wie zum Beispiel die Darmschleimhaut und bei regelmäßiger Einnahme auch auf die Scheidenschleimhaut, was geburtsfördend wirken kann.

6 Wochen vor dem Entbindungstermin kann man außerdem noch mit der Dammmassage beginnen, durch welche das Gewebe besser durchblutet und dehnungsfähiger wird. So könnten Verletzungen des Dammes unter der Geburt reduziert werden. Hierzu kann man zum Beispiel ein Dammmassageöl oder Weizenkeimöl benutzen. Man wärmt es mit seinen sauberen Händen an und führt anfangs einen, bald beide Daumen etwa drei Zentimeter

tief in die Scheide ein und fasst mit dem Zeigefinger den Damm. Dieser wird nun U-förmig mit leichtem Druck in Richtung Damm massiert. Abschließend wird die Scheide für etwa zwanzig Sekunden auseinandergezogen bis ein leichtes Brennen oder prickeln empfunden wird. Dies macht man täglich ungefähr fünf bis zehn Minuten. Der Damm wird dadurch weicher, geschmeidiger und dehnbarer.

Einer immer größer werdenden Bedeutung wird der geburtsvorbereitenden Akupunktur zugeschrieben. Diese soll eine Verkürzung der Eröffnungsphase bewirken und dafür sorgen, dass die Geburtswehen als weniger schmerzhaft empfunden werden und die Wehen in der Austreibungsphase zielgerichteter sein würden. Sie wird ab der 36. Schwangerschaftswoche wöchentlich bis zur Geburt durchgeführt. Sie soll am effektivsten sein bei Erstgebärenden und Mehrgebärenden, die einen langen Geburtsverlauf erlebt haben. Da ich auch zur letzteren Gruppe gehöre, hatte ich mich entschieden, mich für die Akupunktur anzumelden. Man sollte sich vorher bei seiner Krankenkasse erkundigen, denn nicht bei jeder werden die Kosten hierfür übernommen. Vor meinem ersten Termin hatte ich schon etwas Angst. Es waren noch weitere Frauen da. Bei den einen schien es so, als würden sie die Nadeln gar nicht spüren, bei anderen wiederum stand der Schmerz ins Gesicht geschrieben. Die Hebamme tastete die Beine nach drucksensiblen Punkten ab. Hatte sie ihn gefunden, stach sie die Nadel hinein und drehte sie ein wenig. Da die Nadeln sehr dünn waren, spürte ich sie kaum. Ich merkte lediglich ein Kribbeln und ein Gefühl von Wärme um die Einstichstelle. Bei den ersten drei Sitzungen bekam ich je eine Nadel unterhalb des Knies, an der oberen seitlichen Wade und im Bereich des Innenknöchels des Fußes. Ab der vierten Sitzung kam eine Nadel an die äußere Seite der kleinen Zehe. Dies wird von den meisten Frauen als schmerzempfindlichste Stelle beschrieben. Besonders die rechte Zehe soll schmerzen.

Nach der Akupunktur waren die Einstichstellen noch gerötet und an der Wade blieb bei mir ein blauer Fleck zurück. Diese verschwanden aber nach einer Weile wieder.

Eigentlich konnte ich mir nicht vorstellen, dass Akupunktur etwas bewirken könnte. Eine Studie der Frauenklinik in Mannheim hatte gezeigt, dass Akupunktur bei Erstgebärenden die Geburtsdauer im Schnitt von zehn auf acht Stunden verkürzt hat. Falsch gemacht hatte ich damit jedenfalls nichts.

Auch das Stillen war ein Thema beim Geburtsvorbereitungskurs. Mit dem Stillen ist es so eine Sache. Eigentlich ist es die natürlichste Sache der Welt und doch treten immer wieder Stillprobleme, grade am Anfang, auf. Viele Mütter denken auch sie könnten nicht richtig stillen und setzen sich damit unbewusst unter Druck, vielleicht weil sie einen kleinen Busen haben. Diese Befürchtung ist jedoch meist unbegründet, da die Milchdrüsen bei jeder Frau annähernd gleich sind, egal wie groß der Busen ist. Normalerweise wissen Babys von natur aus, wie sie sich an der Brustwarze festsaugen müssen, um genug Milch zu bekommen. Ist es allerdings sehr hungrig und deswegen hektisch kann es manchmal die Brustwarze nicht richtig greifen. Das Baby muss den Mund weit aufmachen, sie vollständig in den Mund nehmen und einen Teil des Warzenhofes umschließen damit es genügend Unterdruck aufbauen kann, um die Milch zum Fließen zu bringen. Ohne diesen Unterdruck kann die Brustwarze schnell wund werden. Auch wird das Baby die Brustwarze nicht freiwillig loslassen wollen. Um die Brustwarze jedoch nicht durch den Unterdruck zu verletzten, schiebt man am Besten den kleinen Finger ein wenig in Babys Mund neben der Brustwarze, um diesen zu lösen. Anschließend kann man einige Tropfen Muttermilch auf der Brustwarze verteilen und eintrocknen lassen um diese zu pflegen und bei eventuell wunder Haut den Heilungsprozess zu beschleunigen.

Je öfter das Baby angelegt wird, desto mehr Milch wird produziert. Auch sollte man sich zum Stillen einen ruhigen Ort suchen. Stressige und laute Umgebungen können die Milchmenge negativ beeinflussen und auch das Baby trinkt dann meist besser und ist nicht so schnell abgelenkt. Ob das Baby genug Muttermilch bekommt, erkennt man unter anderem daran, dass es anfangs mindestens 6-8 Mal am Tag eine nasse Windel hat und es wöchentlich etwa 100-200 Gramm zunimmt. Es wird seinen eigenen Trinkrythmus haben und sollte nach Bedarf angelegt werden. Die meisten Mütter entscheiden sich zum Stillen für die sitzende Position. Hier können Kissen und auch Stillkissen eine unterstützende Wirkung haben. Auf jeden Fall sollte man bequem sitzen, um Verspannungen und Rückenschmerzen zu vermeiden. Außerdem sollte man verschiedene Stillpositionen anwenden, um alle Brustbereiche gleichmäßig zu entleeren. Es bietet sich zum Beispiel an in der Nacht seitlich liegend zu Stillen. Bekommt das Kleine beim Stillen nicht genug Luft, sollte man den Po näher an sich drücken. Die am weitesten verbreitete Form der Stillpositionen ist wohl der Wiegegriff. Man hält das Kind so, als wenn man es wiegen würde mit der Gesamtfläche des Armes, die Hand stützt den Po und die Armbeuge hält das Köpfchen des Kleinen. Hat man größere Brüste oder durch einen Kaiserschnitt entbunden, empfiehlt sich der Rückengriff. Das Baby liegt hierbei auf einem Kissen vor dem Körper der Mutter. Die Hüfte des Kindes liegt an der Hüfte der Mutter, das Gesicht, der Bauch und die Knie sind der Mutter zugewandt. Der Rücken wird vom Arm der Mutter gestützt. Wenn sie das Kind anlegen möchte, beugt sie sich vor und lehnt sich danach sanft zurück.

Sollte die Brust einmal spannen und schmerzhafte harte Stellen haben, kann es sich um einen Milchstau handeln. Hierbei staut sich die Milch in einem Milchgang und es kann zu einer erhöhten Bakterienkonzentration kommen, denen der Körper mit Fieber und der Produktion von weißen Blutkörperchen entgegenwirkt. Damit die Entzündung verschwindet, muss die Milch abfließen können. Das Baby also zuerst an der schmerzenden Brust anlegen mit dem Unterkiefer zu der Seite zeigend, an der sich die harte Stelle befindet. Sollte dies bereits zu schmerzhaft sein, kann man die Brust erwärmen und die Milch abpumpen oder ausstreichen. Auch kalter Quark kann helfen, heiße und gerötete Stellen auf der Brust zu lindern. Hierzu streicht man den Quark fingerdick auf eine Windeleinlage und packt diese in den BH. Ist er hart geworden, diesen entfernen. Vorm erneuten Stillen sollte die Brust dann erwärmt werden, um die Milchgänge zu weiten und nach dem Stillen gekühlt werden, um die Milchgänge wieder zusammenzuziehen. Außerdem sollte man sich viel Ruhe und Schlaf in dieser Zeit gönnen und Stress vermeiden.

Viele Mütter machen sich Sorgen, wenn ihr Baby nach dem Stillen spuckt. Manchmal sieht es gar so aus, als ob es mehr ausspuckt, als es überhaupt getrunken hat. Dies ist jedoch kein Anlass zur Sorge. Bei manchen Babys schließt der Magenpförtner nicht richtig und solche trinken dann des Öfteren gerne über den Durst hinaus. Da der Magen soviel Milch nicht halten kann, spuckt das Kleine sie also wieder aus. Dies sind allerdings nur kleine Mengen und solange das Baby wächst und gedeiht ist alles in Ordnung. Man sollte es nach jeder Brust aufstoßen lassen und zuviel Bewegung nach dem Stillen vermeiden. Auch könnte man das Köpfchen etwas höher lagern als den Körper. Das kann den Druck zu spucken etwas mildern.

wissenschaftlich gesehen :

Baby :

- Kopf senkt sich evtl. ins Becken (eher bei Erstgebärenden; dies wird durch Senkwehen eingeleitet
- alle Sinne voll entwickelt
- in 34. Schwangerschaftswoche Lungenreifung weitgehend abgeschlossen
- Gehör wird immer feiner
- träumt schon intensiv
- Nieren voll entwickelt; Leber hat die Arbeit aufgenommen
- immer stärkere Ablagerung von Kindspech (Mekonium) im Darm
- ab 35. Schwangerschaftswoche voll entwickelt
- Immunsystem arbeitet jetzt eigenständig

Mutter :

- Kindsbewegungen manchmal schmerzhaft
- Busen wächst nochmals
- Wassereinlagerungen, Krampfadern oder Besenreiser möglich, da Blutvolumen nochmals ansteigt

- Senkwehen möglich
- Abgang Schleimpfropf möglich
- Mutterschutz beginnt
- oberer Rand des Uterus erreicht höchsten Stand; drückt oft sehr stark gegen die Rippen, Zwerchfell und Magen
- spätestens jetzt Linea Negra sichtbar
- ``Ploppen`` des Nabels möglich; wölbt sich eventuell nach außen

Tipp: Kliniktasche packen. Einige Babys machen sich früher auf den Weg.

Freie Zeit des Mutterschutzes nutzen für letzte Vorbereitungen und Entspannung.

Kindspech ist eine dunkle zähe Masse aus Haut- und Schleimhautzellen, verschluckten Haaren, Käseschmiere und eingedickter Galle. Es wird in den ersten 24 bis 48 Lebensstunden als erster Stuhlgang ausgeschieden.

Nach den Senkwehen ist der Babybauch deutlich abgesenkt. Das Atmen und das Essen fallen meist wieder leichter. Sitzen auf hartem Untergrund könnte als schmerzhaft empfunden werden, da das Köpfchen des Babys nun auf den Beckenboden drückt.

Geboren wird nicht nur das
Kind durch die Mutter.
Sondern auch die Mutter durch das Kind.

Gertrud van le Fort

10. Monat
Woche 37- 40/41

In der 37. Schwangerschaftswoche hatte ich
meinen Termin, um mich für die Geburt in der
Klinik anzumelden. Hierzu nahm ich eine
Freundin mit, denn ich dachte vier Ohren
würden besser hören als zwei. Eine Hebamme
begrüßte uns und wir gingen in einen kleinen
Raum. Sie schaute sich meinen Mutterpass an
und übertrug einige Daten daraus auf ihren
Bogen. Diesen ergänzten wir noch gemeinsam
um einige Daten. Sie fragte mich nach
Wünschen, ob ich irgendwelche Sorgen oder
noch Fragen hätte und hatte einmal Blutdruck
gemessen. Sie erklärte mir, dass wenn die
Wehen über eine Stunde alle zehn Minuten
kommen würden, wir uns langsam auf den Weg
machen sollten. Mitunter würde es bei zweiten
Geburten auf einmal ganz schnell gehen.
Außerdem kopierte sie sich meine
Krankenkassekarte. Anschließend konnten wir
auch schon wieder gehen.

Wahnsinn, wie schnell die Zeit vergangen war.
Gestern hielt ich doch noch den positiven Test
in der Hand und schon in den nächsten
Wochen würdest du dich auf den Weg in die
Welt machen. Beim Vorsorgetermin in der 37.
Schwangerschaftswoche hatte ich Mühe die

Treppen bis zu Praxis hinaufzukommen. Seit einigen Tagen hatte sich die Kurzatmigkeit etwas verschlimmert. Ich wäre froh gewesen über jeden Tag der beginnenden Geburt, aber dachte gleichzeitig, du sollst mal so lange wie möglich im Bauch bleiben und dich entwickeln. Ich nahm fleißig meinen Himbeerblättertee und die Leinsamen; ging zur Akupunktur und zum Geburtsvorbereitungskurs. Eigentlich konnte nichts mehr schief gehen. Mein Blutdruck war 120/80 und ich hatte noch mal 3 Kilogramm zugenommen. Ich dachte nur dass ich doch mal irgendwann aufhören müsste mit dem Zunehmen, denn soviel passte doch in meinen Magen gar nicht mehr rein. Beim CTG und Ultraschall war alles in bester Ordnung und ich sollte in zwei Wochen wiederkommen. Ich bekam schon mal eine Krankenhauseinweisung falls es doch etwas früher losgehen würde. Nun wurde es auch allerhöchste Zeit meine Kliniktasche zu packen, die man eigentlich schon wesentlich früher hätte fertig haben sollen. Bis jetzt konnte ich mich dazu allerdings noch nicht aufraffen. Im Vorbereitungskurs hatten wir schon Infomaterial bekommen, was wir in die Klinik mitnehmen sollten. Dies hatte ich mit meinen eigenen Erfahrungen verbunden. Für den Kreißsaal nahm ich eigentlich nur eine Flasche Wasser und meine Hausschuhe mit und ich vermisste auch unter den Wehen nichts anderes. Viele nehmen noch Dinge wie Massageöl, Snacks, einen Fotoapparat, Musik, Fettstift, warme Socken und ein langes Stillshirt mit. Ich hätte mich aber eh mit nichts davon beschäftigen können.

Schon bei deiner Schwester brauchte ich nur mich und deinen Papa. Ich konnte mich eigentlich auf nichts anderes als die Wehen und die Entspannungen dazwischen konzentrieren. Für die Wochenstation nahm ich drei bequeme Leggins und Jogginghosen mit. Außerdem Stillshirts und Stillhemdchen für die Nacht oder zum Drunterziehen. Zwar packte ich auch zwei Still-BHs in zwei größeren Körbchengrößen ein, war mir aber relativ sicher, dass ich auch dieses Mal mit den Hemdchen Vorlieb nehmen würde. Fürs Wochenbett hatte ich mir schon günstige Slips gekauft, wovon ich auch 7 Stück einpackte. Sicher ist sicher. Außerdem wanderten noch Socken, Handtücher, meine Waschtasche und zwei Zeitschriften in die Tasche. Für Babys Heimweg packte ich einen Body, einen Strampler, Mütze, ein Jäckchen und Socken ein. Die Babyschale würde mein Mann bei unserer Entlassung mitbringen. Da ich nicht wusste, ob es in der Klinik auch stilles Wasser geben würde, nahm ich zur Sicherheit 2 Flaschen mit. Außerdem packte ich unser Stammbuch mit unserer Heiratsurkunde ein, da man sein Baby innerhalb einer Woche nach der

Geburt beim Standesamt anmelden muss.
Hierzu braucht man noch die Personalausweise
und die Geburtsbescheinigung vom
Krankenhaus; bei nicht verheirateten Paaren
nur die Geburtsurkunde der Mutter und die
Vaterschaftsbescheinigung. Oft wird die
Anmeldung auch über die Klinik vorgenommen.

In den letzten Tagen packte mich immer wieder
der so genannte Nestbautrieb. Ständig musste
ich nachschauen, ob ich auch wirklich alles für
den Neuankömmling da hatte. Da du jedoch bei
uns in deinem Beistellbettchen schlafen
würdest und dein einziges Möbelstück dein
Wickelschrank war, konnte ich den
Nestbautrieb nicht wirklich ausleben. Also ging
ich im Gegenzug noch einmal durch die
Geschäfte, um ein paar letzte Kleinigkeiten zu
besorgen. Leider hatte ich auch in diesem
letzten Monat meiner Schwangerschaft Streifen
am Bauch bekommen. Es war so ärgerlich.
Monatelang nichts und auf einmal waren sie da.
Ich konnte nur hoffen, dass mein Bauch in den
letzten Tag nicht noch viel weiter wachsen
würde.
Als ich am Abend gegen 22 Uhr auf dem Sofa
lümmelte und Fern sah, hatte ich plötzlich das
Gefühl als wenn meine Fruchtblase geplatzt
wäre. Augenblicklich richtete ich mich auf und
lief ins Bad, um mir eine Binde in den Slip zu

tun. Dann holte ich meinen Mann von den Nachbarn. Wir organisierten kurz alles und fuhren ins Krankenhaus. Die Hebamme, die uns begrüßte, sah aus als hätte sie grade ein Nickerchen gemacht. Alles war ruhig. Ich hatte noch keine Wehen. Zuerst wurde ein CTG geschrieben über circa zwanzig Minuten. Es war alles in Ordnung. Anschließend wollte die Ärztin mich auf austretendes Fruchtwasser untersuchen, also machte ich mich untenrum frei und setzte mich auf den Stuhl. Sie machte einen Abstrich und mithilfe eines Pappstreifens, der sich im Falle von Fruchtwasser verfärben würde führte sie den Test durch. Anschließend tastete sie mich ab und machte einen Ultraschall. Auch hier war alles in Ordnung. Der Streifen verfärbte sich nicht. Die Ärztin meinte, es würde häufig vorkommen, dass die Fruchtblase weiter oben etwas einreißt, sich aber gleich wieder verschließt. Es wäre in jedem Fall richtig gewesen vorbei zu kommen. Lieber einmal mehr als zu wenig und so hätten wir schon mal den Weg geprobt. Es war also nur ein Fehlalarm.

Am übernächsten Tag musste ich wieder zum Frauenarzt zur Kontrolle. Wieder wurde ein CTG geschrieben bei dem alles in Ordnung war. Beim Ultraschall stellte sich heraus, dass die Plazenta begonnen hatte zu verkalken. Dies

sei in diesem Stadium der Schwangerschaft aber normal. Die Versorgung des Babys sei trotzdem gewährleistet. Ich hatte noch einmal 2 Kilogramm und somit ganze 15 Kilogramm in dieser Schwangerschaft zugenommen.
Ich zählte jeden Tag bis zu deinem Entbindungstermin und hoffte insgeheim, dass du dich schon etwas früher auf den Weg machen würdest. Aber du hattest deinen ganz eigenen Plan.

Bei den vorletzten Stunden im Geburtsvorbereitungskurs nahmen wir unter anderem auch das Wochenbett durch. Heutzutage wollen viel zu viele Frauen nach der Geburt gleich wieder in den Alltag zurück und überfordern sich damit zusehens. Um dem entgegenzuwirken hatte die Hebamme uns ein paar Tipps zum Wochenbett zusammengestellt. Wir sollten mit dem Baby Flitterwochen machen und uns nach der anstrengenden Geburt so richtig verwöhnen lassen. Es sollte nur die nötigste Hausarbeit erledigt und schwere Lasten vermieden werden. Wenn möglich sollte man schlafen, wenn auch das Baby schläft. Anstrengende Besuche sollte man sich in der ersten Zeit nicht aufhalsen und auf jeden Fall auch Hilfe von anderen in Anspruch nehmen. Vor gut gemeinten Ratschlägen am Besten die Ohren verschließen und sich nicht hetzen oder gar unter Druck setzten lassen. Oft hört man den Spruch, man solle aufpassen, dass man sein Baby nicht verwöhnt, doch keine Angst. Experten sind sich heute darüber einig, dass man Babys nicht verwöhnen kann. Es gibt kein Zuviel an Liebe und Fürsorge. Babys haben Bedürfnisse, keine Ansprüche. Wenn sie weinen, dann weil ihnen etwas Grundlegendes fehlt. Sie haben Hunger oder eine nasse Windel oder wollen sich vergewissern, dass noch jemand da ist. Babys Schreien hat immer einen Grund und deshalb sollte man reagieren und auch nach Bedarf füttern. Nur so kann Vertrauen auf Dauer aufgebaut werden. Auch das Tragen im Tragetuch kann man meiner Meinung nach nicht als ``Angewöhnung`` bezeichnen, da das Ungeborene ja im Mutterleib die ganze Zeit umhergeschaukelt wird. Es ist Bewegung also schon gewohnt und dies vermittelt ihm Sicherheit und Geborgenheit. Spätestens wenn die Kleinen beginnen zu krabbeln und Laufen, gehört das Tragen eh mehr und mehr der Vergangenheit an. Wozu sich also verrückt machen.

Da Stillen hungrig und durstig macht, sollten immer ein paar Snacks und Getränke vorhanden sein wie zum Beispiel Müsliriegel, Cracker, Joghurt, säurearmes Obst, Kräutertees, Wasser und dünne Fruchtschorlen. Man sollte sich gut und ausgewogen ernähren um fit zu bleiben. Bei einer Dammnaht am Besten im Liegen stillen und auch essen, um diese zu schonen. Auch die Rückbildung sollte unterstützt werden, indem man sich nach dem Stillen eine halbe Stunde auf den Bauch legt und oft die Blase leert.

Wochenbett heißt nicht umsonst Wochenbett. Eine Geburt ist immer anstrengend und man sollte sich danach ausruhen, die ersten Momente mit seinem Baby genießen und sich die Zeit nehmen, die man braucht. Es ist niemandem geholfen, wenn die Mama total kaputt und müde ist, weil sie denkt es muss alles so sein wie immer. Ein Baby bedeutet Veränderung. Der Haushalt läuft einem schon nicht davon.

wissenschaftlich gesehen :

Baby :

- Lanugo- Haare fallen ab jetzt aus
- Käseschmiere verschwindet zum größten Teil
- nimmt zusammen mit dem Fruchtwasser die Überreste vom Lanugo- Haar und Käseschmiere auf
- evtl. wächst dicker Haarschopf, dessen Farbe sich meist deutlich von denen der Eltern unterscheidet
- Organe und Körperfunktion vollständig entwickelt
- Gewicht wächst pro Tag zwischen 15 und 30 Gramm
- ab 38. Schwangerschaftswoche geburtsbereit
- Lungen beginnen Kortison zu bilden
- Längenwachstum verlangsamt sich zunehmend
- lagert weitere Fettreserven ein
- schläft den größten Teil des Tages
- Körper schüttet verstärkt Hormone aus
- in Schwangerschaftswoche 40 speichert die Leber Stärke ab, die nach der Geburt in Glukose umgewandelt wird
- rund 51cm groß und 3400gr schwer

Mutter :

- sehnt sich meist die Geburt herbei
- naturheilkundliche Mittel können Geburtsvorbereitung unterstützen
- evtl. sehr angespannt und unruhig
- intensiver Nestbauinstinkt
- in letzten Tagen vor Geburt manchmal leichter Durchfall und Gewichtsverlust
- Eröffnung der Geburt durch Geburtswehen oder Blasensprung
- bei Übertragung medizinische Einleitung

Tipp: Das Baby gibt durch die Ausschüttung besonderer Hormone den Startschuss für die Geburt.

Nach dem Einsetzen der ersten Wehen sind Ruhe und Entspannung besonders wichtig.

Kinder sind wie Blumen.
Man muss sich zu ihnen nieder beugen,
wenn man sie erkennen will.

Friedrich Fröbel

Die Geburt

Der 28.5. war ein ganz normaler Tag. Morgens brachte ich deine Schwester in den Kindergarten. Anschließend erledigte ich den Einkauf und teilte mir den Haushalt auf den Tag ein wenig auf, da ich ja schon seit längerer Zeit ziemlich schnell aus der Puste gekommen bin. Mittags ein Nickerchen und keinerlei Anzeichen, dass du dich nun bald auf den Weg machen solltest. Doch schon morgen wäre dein Entbindungstermin und würdest du dich nicht auf den Weg machen, sollte ich zur Kontrolle noch einmal ins Krankenhaus fahren, da mein Frauenarzt Urlaub hatte. Gegen 16.00 Uhr holte ich deine Schwester wieder vom Kindergarten ab. Mit ihr zusammen räumte ich noch die letzten kleinen süßen Babysachen in deinen Schrank. Sie blickte mich mit großen Augen an und fragte wann du denn nun endlich kommen würdest. Sie möchte endlich ihr kleines Brüderchen sehen. Unwissend sagte ich zu ihr: Vielleicht morgen. Aber für heute steht das letzte Mal der Geburtsvorbereitungskurs an. Als dein Papa nach Hause kam, nahm ich meine Tasche und auf gings zum letzten Kurs.
Ich freute mich wie ein Schneekönig, dass ich es bis zum letzten Mal geschafft hatte, obwohl dein Termin nur einen Tag nach dem letzten Kurs lag. ``Oh; du bist ja noch da``, wurde ich

von vielen begrüßt und befragt, wie es mir denn ginge und ob es schon Anzeichen gäbe, dass du dich auf den Weg machst. Ich meinte nur; dass es nun so langsam beschwerlich mit der dicken Kugel wird und es meinetwegen ruhig losgehen könnte. Denn ich war ja so gespannt darauf dir das erste Mal in dein süßes Gesicht zu sehen. Ständig fragte ich mich, wie du wohl aussehen und wie du wohl sein würdest. Ob du viel schläfst oder wenig; viel schreist oder nur meckerst, wenn dich etwas stört; viel oder wenig isst; welche Haarfarbe du wohl hast und wie dein süßes Näschen und dein Mund wohl aussieht und natürlich ob du nun wirklich ein Mädchen bist oder etwa doch ein kleiner Junge, wie deine Schwester es sich gewünscht hatte.

In diesem letzten Kurs stand nun die ``Generalprobe`` an. Alles wurde noch einmal durchgenommen und Gruppen gebildet. Die Hebamme hatte viele kleine Kärtchen vorbereitet auf denen die verschiedenen Geburtsstadien standen, sowie was während der Stadien passiert.
Diese galt es nun richtig zuzuordnen und bei Bedarf noch Fragen zu stellen. Später kamen noch ein paar Bewegungsübungen und eine Entspannungsübung. Zu guter Letzt durften wir uns jeder noch eine kleine selbst gestrickte Babymütze aussuchen und haben uns dann

alle voneinander verabschiedet. Ein wenig seltsam war es schon sie alle erst so spät wiedersehen zu können, wenn die Babys da sind; zumal ich ja die Erste sein sollte, die entbindet. Ich machte mich also mit den besten Wünschen auf den Heimweg, wohlwissend, dass ich dich nun bald in meinen Armen halten würde. Ich hoffte nur, dass du dir nicht mehr allzu viel Zeit lassen würdest.

Nach dem Abendbrot brachte ich deine Schwester ins Bett und schaute noch ein wenig fern, um anschließend auch die Bettruhe zu genießen. Aber Pustekuchen. Mir war auf einmal ziemlich schlecht und circa zwei Stunden wälzte ich mich hin und her und dachte, ich müsse mich jeden Moment übergeben. Als die Übelkeit gegen 23.00 Uhr endlich nachließ, bemerkte ich, dass mein Bauch immer wieder hart wurde. Ich beschloss den Wehentimer aus meiner Schwangerschaftsapp einzuschalten, um den Abstand zu messen. Alle sieben Minuten hatte ich Kontraktionen. Nicht sehr schmerzhaft aber schon so, dass ich damit begonnen hatte sie zu veratmen. Als sie nach circa einer Stunde nicht aufhörten, sondern langsam stärker wurden, beschloss ich deinen Vater zu wecken, der auf dem Sofa eingeschlafen war. Das Erste was ihm einfiel war, dass er ja noch in

Arbeitsklamotten war und auf jeden Fall noch duschen gehen musste.

DUSCHEN??? JETZT??? Ich traute meinen Ohren nicht. Aber lieb wie deine Mama nun mal ist, gab ich ihm fünf Minuten Zeit sich fertig zu machen und gab unterdessen den Nachbarn Bescheid, denn sie mussten ja auf deine Schwester aufpassen, die Gott sei Dank von Allem nichts mitbekommen hatte.

Um 0.30 Uhr fuhren wir dann los ins Krankenhaus. Ich muss sagen, ich war ziemlich aufgeregt. Die Wehen waren bis jetzt gut auszuhalten und zu veratmen, wobei das im Auto wirklich alles andere als schön war. Um 1.00 Uhr kamen wir nun nach einer gefühlten Ewigkeit im Krankenhaus an und meldeten uns sogleich im Kreißsaal an. Wir wurden von derselben Hebamme begrüßt, die auch schon beim Fehlalarm Dienst hatte. Aber diesmal sollte es wirklich losgehen.

Nun wurde ich erstmal ans CTG angeschlossen, um zu schauen ob es dir auch gut ginge und in welchen Abständen und welcher Intensität die Wehen kommen würden. Nun platzte auch noch meine Fruchtblase. Nicht mit einem Knall, wie man es von manchen Frauen gerne erzählt bekommt und auch nicht mit einem Schwall von Fruchtwasser wie man es in Filmen gerne sieht. Es war wie ein ``Ploppen``. Wie ein Sektkorken, der von der aufsteigenden Kohlensäure nach oben getrieben wurde. Man merkt natürlich trotzdem das austretende Fruchtwasser. Meine Hose war schon etwas nass, aber eher als hätte jemand ein Glas Wasser darüber geschüttet. Außerdem merkt man, dass irgendetwas fehlt und spürt den Babykörper nun intensiver; die Tritte und Bewegungen schmerzen etwas mehr. Dein Papa holte sogleich die Hebamme, die mir die Hose auszog und eben den Muttermund kontrolliert hat. Zwei Zentimeter war er zu diesem Zeitpunkt um circa 2.00 Uhr gerade mal auf und sie meinte dein Köpfchen würde noch nicht tief genug im Becken liegen.

Etwas Sorgen machte ich mir nach dieser Aussage schon. Das Köpfchen deiner Schwester hatte sich damals auch nicht richtig ins Becken gedreht. Sie kam als Sternengucker zur Welt und ich bekam damals einen Dammschnitt und die Austreibungsphase hatte ziemlich lange gedauert. Dies wollte ich nicht unbedingt noch einmal erleben müssen.

Ich bekam eine von diesen super schicken Netzschlüpfern und ne dicke Einlage, die das Fruchtwasser auffangen sollte. Die Wehen waren ihr noch nicht stark genug, also fragte sie nach einem freien Zimmer auf der Station. Dort sollte ich die nächsten Wehen veratmen und einmal das Treppenhaus bis ganz nach oben laufen und mit dem Fahrstuhl wieder runterfahren. Natürlich alles im Beisein von deinem Papa. Eigentlich hatte ich mir ja fest vorgenommen nicht zu schreien, aber dies war nicht mehr lange möglich. Die Schmerzen überwältigten mich. Seit dem Blasensprung hatten die Wehen an Intensität und Häufigkeit stark zugenommen. Als würde der Puffer durch das austretende Fruchtwasser fehlen. Auf dem Weg in das Zimmer auf der Station musste ich mich immer wieder an den Stangen am Geländer festhalten, um die Wehen veratmen zu können. Ich musste nun bei ziemlich jeder Wehe tönen oder schreien. Es war mir schon recht peinlich auf der Station, wohlwissend, dass mich alle Leute hören könnten. Ich war ja nicht grade leise. Ich versuchte mein Becken kreisen zu lassen, um dir den Weg dorthin zu erleichtern. Als mir der Raum zum Rumlaufen zu eng erschien, machten wir uns auf den Weg ins Treppenhaus. Ui wie das schallte. Mein Schreien bekam gleich eine ganz andere Bedeutung. Schritt für Schritt stieg ich langsam die Treppen hinauf und schrie, tönte und veratmete, was das Zeug hielt. Es war circa 4.00 Uhr und ich fragte mich wie lange ich das wohl noch aushalten müsste. Oben angekommen, stiegen wir in den Fahrstuhl und fuhren wieder runter.

Im Kreißsaal angekommen wurde nochmals ein CTG geschrieben und der Muttermund kontrolliert. Dieser war nun 6-7 Zentimeter geöffnet. Die Hebamme versuchte mir eine andere Atemtechnik beizubringen, als ich im Geburtsvorbereitungskurs gelernt hatte.
In dem Moment hasste ich sie dafür. Wozu übt man das bitteschön vier Wochen lang, um es dann doch ganz anders machen zu müssen. Sie tat Globulis in meine Wasserflasche die den Geburtsvorgang vorantreiben sollten. Danach wurde mir eine Braunüle in der Hand gesetzt, falls unter der Geburt schnell Medikamente nötig werden würden und einmal ein Ultraschall gemacht, was wirklich gar nicht mal so einfach ist zwischen den Wehen. Aber alles war in Ordnung.

Nach weiteren ziemlich schmerzhaften Wehen schlug mir die Hebamme ein Bad in der Gebärwanne vor. Eigentlich hatte ich bei der Geburt deiner Schwester beschlossen, dass ich nie wieder unter einer Geburt ein Bad nehmen würde, aber dennoch wollte ich in diesem Moment alles ausprobieren was die Schmerzen auch nur ein wenig lindern könnte. Also ließ sie das Wasser ein und ich musste gestehen das dies wohl die beste Idee des Tages gewesen war. In der Gebärwanne war es, als wäre dieser Puffer wieder da, der mir beim Blasensprung verloren gegangen war. Selbst ein CTG unter Wasser ist mittlerweile möglich. Die Wehen waren dennoch sehr schmerzhaft, aber durch das warme Wasser und die Streicheleinheiten deines Vaters döste ich in den Wehenpausen immer wieder weg und konnte so etwas Kraft tanken. Circa 5.30 Uhr kontrollierte die Hebamme abermals den Muttermund. Er war nun fast vollständig geöffnet und die Hebamme schob mir eine Art Erhöhung unter den Hintern und bat mich ab der nächsten Wehe mitzuschieben. Wäre ich nicht immer wieder weggerutscht, wärst du wohl eine Wassergeburt geworden. Aber dem sollte nicht so sein.

Also wurde ich abgetrocknet und in ein äußerst hübsches Krankenhauskleidchen gesteckt. Nun kam der Endspurt. 6.00 Uhr; Muttermund vollständig geöffnet. Zur Entbindung wurde nun auch eine Ärztin dazugeholt. Erst kniete ich auf dem Gebärbett, auf einen Pezziball gelehnt, mit einer Hand ein Seil umklammert, das von der Decke hing; mein Popo Richtung Hebamme. Ich wollte nicht mehr; ich konnte nicht mehr. Alles was ich spürte waren nur noch Schmerzen und ein wahnsinniger Druck nach unten. Ich hätte am liebsten meine Sachen gepackt und wäre nach Hause gegangen. Die Minuten verschwammen ineinander und ich versuchte das zu tun, was die Hebamme mir sagte. Ich presste, wenn sie mir zurief ich solle pressen und ich hechelte und atmete so wie sie es mir auftrug doch es funktionierte nicht. Dein Köpfchen lag nicht ganz dort wo es sein sollte, also legte ich mich doch in die verhasste Rückenlage, die ich auf jeden Fall vermeiden wollte. Weiter hörte ich auf die Anweisungen der Hebamme wobei ich bald nur noch den Drang hatte zu pressen. Doch genau dann durfte ich nicht nachgeben. Aber das Gefühl war zu stark. Ich sagte ich könnte nicht aufhören zu pressen aber sie meinte ich solle an mein Baby denken und wenn ich jetzt pressen würde, könntest du dich nicht drehen. Im nächsten Augenblick war das Köpfchen da und schon jetzt spürte ich Erleichterung und die unglaubliche Spannung auf meine Scheide war weg. Nach noch einer kräftigen Presswehe warst du endlich da und wurdest mir augenblicklich auf den Bauch gelegt. Ich fragte noch nach deinem Geschlecht, ob du ein Mädchen bist, obwohl es mir in diesem Moment eigentlich total egal war, aber ich sah die neugierigen Blicke deines Vaters. Da lagst du nun.

Deine zarte Stimme durchflutete das Zimmer und alle waren sichtlich erleichtert und froh, dass du wohlauf warst. So klein, so winzig, einfach unglaublich. Ich hatte Angst dich fallen zu lassen und auch Angst dich zu zerdrücken, weil ich dich so fest hielt. Tränen kullerten über meine Wangen. Tränen des vollkommenen Glücks.

Eine Freundin fragte mich nach deiner Geburt, ob man überhaupt für das zweite Baby genauso viel empfinden kann wie für das erste, weil ihr Sohn ihr ein und alles sei und sie sich nicht vorstellen konnte noch einmal genauso zu empfinden. Aber in diesem Moment, wo mein Baby da war und so klein und zerbrechlich auf meinem Bauch lag, teilte sich mein Herz in zwei Hälften und ich liebte mein zweites Baby genauso sehr wie mein erstes.

6.48 Uhr . Endlich warst du da mein kleiner Engel. Ich konnte mein Glück kaum fassen. Und du warst so wunderschön. Du hattest schon einen dunklen Haarschopf, der seine Farbe aber wohl noch mal ändern würde und wunderschöne blaue Kulleraugen. Deine Hände waren so klein, dass sie grade mal die Hälfte meines kleinen Fingers umfassen konnten. Ein wenig knautschig sahst du schon noch aus und auf deinem Köpfchen klebte noch Blut und Fruchtwasser, aber in diesem Moment störte mich das keineswegs. Mit einem Handtuch eingemummelt lagst du nun eine ganze Weile auf meinem Bauch und blicktest mich an, während alle anderen auf die Nachgeburt warteten. Die Hebamme, die dich auf die Welt geholt hatte, verabschiedete sich nun, wünschte uns alles Gute und sagte mir, ich hätte es gut gemacht. Eine andere ebenfalls sehr nette Hebamme nahm ihren Platz ein. Ich muss sagen, dass die Nachwehen dieses Mal ziemlich heftig waren im Gegenteil zur Geburt deiner Schwester. Dein Vater durchtrennte inzwischen die Nabelschnur und gab mir einen dicken fetten Kuss. Eine Stunde des Wartens verging. In der Zeit bekam ich abermals Globulis und eine Spritze, die die Ablösung der Plazenta bewirken sollte. Außerdem bekam ich einen Katheter gelegt, um meine Blase zu entleeren, weil dies manchmal die Ausscheidung des Mutterkuchens fördert. Immer wieder wurde auch auf meinen Bauch gedrückt, was ich als ziemlich schmerzlich empfand. Aber solange ich dich in meinen Händen hielt, war mir alles andere egal. Ich bemerkte, dass die Ärztin und die Hebamme sich beratschlagten wie sie weiter vorgehen würden. Schon bei deiner Schwester hatte ich das Problem, dass die Plazenta nicht vollständig war. Dort bekam ich eine Ausschabung mit Spinalanästhesie. Dies musste ich jetzt nicht unbedingt noch mal erleben. Ich wollte nicht von dir getrennt werden. Ich sollte dich einmal zum Stillen anlegen. Dies würde die letzte Möglichkeit sein es ohne medizinischen Eingriff zu schaffen. Gesagt- getan. Die Nachwehen wurden wieder heftiger und mit der nächsten Nachwehe nahm ich noch mal all meine Kraft zusammen und presste einmal ordentlich mit. Die Nachgeburt platschte heraus, Gott sei Dank. Sie wurde auf Vollständigkeit überprüft und es fehlte wohl ein Ministück, sodass ich in den nächsten Tagen gut auf meinen Wochenfluss achten sollte.

Vor der Entlassung würde man noch einen Ultraschall zur Kontrolle machen. Nun schauten sie sich meine Verletzungen an der Scheide an und betäubten mit einem Spray die gerissenen Stellen, um sie anschließend zu nähen. Es war ein Dammriss ersten Grades, der mir später keine Probleme machen sollte. Das Nähen tat durch die Betäubung eigentlich nicht weh, nur direkt an der Haut, weil man diese wohl nicht betäuben könne, aber hey, was ist schon ein bisschen Nähen, wenn man grade ein Baby zur Welt gebracht hat. Die Hebamme schickte meinen Mann in den Aufenthaltsraum, um uns erstmal ein ordentliches Frühstück zu besorgen. Er nutzte die Zeit auch um Verwandte und unsere Freunde anzurufen, um Bescheid zu geben, dass du das Licht der Welt erblickt hast. Alle waren ganz aus dem Häuschen. Als er wieder da war, wurdest du gewogen, gewaschen, gemessen und angezogen. 3500 Gramm schwer und 53

Zentimeter groß. Genau wie du beim letzten Ultraschall gemessen worden warst. Damit lagst du voll im Durchschnitt der Neugeborenen. Mal abgesehen davon, dass du genau an deinem Geburtstermin zur Welt gekommen warst. Das schaffen nämlich nur die wenigsten Babys. ``Wie heißt denn die kleine Maus? `` fragte die Hebamme. Hannah sollte dein Name sein. Du bekamst deine rosa Namensarmbändchen an deine zarten Handgelenke und die Karte fürs Bettchen wurde schon mal ausgefüllt. Außerdem bekamst du noch Vitamin K oral verabreicht. Nachdem ich mich aufgerappelt und ein wenig gegessen und mein Käffchen getrunken hatte, durfte ich in Begleitung der Hebamme duschen gehen. Sie half mir beim Ausziehen und ich sollte am Notfallseil ziehen wenn irgendetwas sein sollte. Ich fühlte mich noch ziemlich schwach und etwas wacklig auf den Beinen und es fühlte sich jetzt alles so anders an als noch vor ein paar Stunden. Mein Bauch war leer und hing an mir herunter wie ein leerer Sack. Auch mein Po und die Oberschenkel fühlten sich merkwürdig weich an und ich hatte wahnsinnige Steißbeinschmerzen. Als ich fertig war, trocknete mein Mann mich wieder ab und half mir beim Anziehen. Diesmal sollte ich wegen des Wochenflusses sogar 3 von diesen monstermäßig großen Binden in die unwahrscheinlich sexy Netzschlüpfer reinlegen. Wir verabschiedeten und bedankten uns im Kreißsaal, bekamen eine Geburtskerze mit deinen Geburtsdaten, eine Karte mit deinen Fußabdrücken sowie ein erstes Foto von dir und durften nun auf die Wochenstation. Dein Vater ging noch mal mit uns in den Aufenthaltsraum, um in Ruhe zu frühstücken. Es war das beste Frühstück der Welt mit dem grade geschlüpften Neugeborenen neben mir in dem kleinen Bettchen. Ich war so stolz. Gegen 10.00 Uhr fuhr dein Papa wieder nach Hause und wir hatten ein wenig Ruhe für uns zwei. Das hätten wir schon mal geschafft. Deine Schwester konnte es kaum abwarten dich endlich das erste Mal zu sehen und kam schon nachmittags mit deinem Papa zu Besuch. Sie war so stolz und erzählte jedem, dass sie deine große Schwester ist während sie dich mit mir zusammen den Flur zum Aufenthaltsraum entlang schob. Sie kam uns jeden Tag bis zur Entlassung mit deinem Papa besuchen. Wir alle liebten dich so sehr.

Wenn aus Liebe Leben wird, bekommt das Glück einen Namen.

Autor unbekannt

Die erste Zeit mit dir

Seit ein paar Tagen hat das Wort Müdigkeit eine völlig neue Bedeutung bekommen. Drei Nächte hast du mich im Krankenhaus schön auf Trab gehalten.
``Koliken`` meinte die Hebamme. Na solange es keine Dreimonatskoliken werden ist alles gut, dachte ich mir im Stillen. Im Fliegergriff bin ich mit dir im Zimmer auf und ab gegangen und nach etlichen Pupsern und dreimal ausgeschiedenem Kindspech oder wie es in Fachkreisen heißt ``Mekonium`` bist du nach der ersten Nacht friedlich und zufrieden um 5.00 Uhr morgens eingeschlummert. Meine Freude hielt sich in Grenzen als anderthalb Stunden später eine Putzfrau an die Tür klopfte und ernsthaft sauber machen wollte. JETZT- um halb 7 morgens. Ich war jedoch erstaunt, als sie nach nur zehn Minuten das komplette Zimmer, sowie das Bad gereinigt und die Mülleimer geleert hatte und mit einem ``Herzlichen Glückwunsch`` und einem Lächeln den Raum verließ. Grade wieder eingeschlummert hörte ich das nächste Klopfen an der Tür. Die Hebamme wollte mir einmal Blut abnehmen, den Blutdruck messen und meinen Bauch abtasten. Und das alles noch vor dem Frühstück. Auch in den nächsten beiden

Tagen standen diese Kontrollen an der Tagesordnung; natürlich zu den unmöglichsten Zeiten. Aber naja, Krankenhaus ist eben nun mal Krankenhaus. Deswegen freute ich mich schon jetzt auf den Tag, an dem ich dich mit nach Hause nehmen könnte. Einmal am Tag kamen ein bis zwei Ärztinnen zur Visite mit dazu und erkundigten sich darüber, wie es mir ging, ob ich Schmerzen hätte und wie ich mit dir zurecht kommen würde. Einen Tag nach deiner Geburt und unzähligen Malen Anlegen bekam ich den Milcheinschuss. Meine Brüste spannten, fühlten sich hart und heiß an und waren bestimmt um zwei Körbchengrößen gewachsen. Einfach unglaublich. Meine Brustwarzen schmerzten leider bei jedem Anlegen. Ich hatte mir erst nichts dabei gedacht und meinte es wäre wohl normal am Anfang, obwohl ich mich bei deiner Schwester nicht daran erinnern konnte. Mit jedem Mal Anlegen wurde es schmerzvoller und kaum auszuhalten. Ich klingelte öfter nach den Hebammen aber natürlich war jede anderer Meinung. Die einen meinten, es wäre normal am Anfang und würde sich mit der Zeit geben; die anderen meinten ich würde dich falsch anlegen und die nächste war der Meinung es würde an deinem zu kurzen Zungenbändchen liegen, welches man aber ganz einfach vom Kinderarzt durchtrennen lassen könnte. Bitte was? Ich war doch leicht schockiert über letzteres. Nicht mal im Ansatz würde ich es in Erwägung ziehen dir irgendetwas durchtrennen zu lassen. Leider wurden die Schmerzen irgendwann so stark, dass ich dich teilweise unter Tränen gestillt habe. Erst dann, und in meinen Augen viel zu spät, haben die Hebammen reagiert. In meinen Brustwarzen waren schon tiefe Risse. Ich bekam Lanolin-Salbe, welche ich zwischendurch immer mal wieder auftragen sollte und am Besten viel Luft an die Brüste kommen lassen sollte. Da ich ja allein im Zimmer war, lief ich hin und wieder oben ohne rum und hoffte das nicht grade dann Besuch reinstolpern würde. Direkt nach dem Stillen legte ich Mama- Pads auf die Brustwarzen, die eine kühlende und heilende Wirkung haben. Außerdem bekam ich Heilwolle, die ich mir in den BH legen sollte. Es half, wenn auch nur wenig. Ich beschloss meine Hebamme um Rat zu fragen, sobald wir wieder zu Hause wären.

Mit dem Wochenfluss hatte ich Gott sei Dank weniger Probleme. Ich kann nicht behaupten, dass ich übermäßig viel geblutet habe. Eher wie bei einer mittelstarken Periode. Auch die Fäden machten mir keinerlei Probleme. Umso mehr hatte ich Schmerzen beim Wasserlassen, infolge des Katheters nach der Geburt nehme ich an. Für den Wochenfluss sollte man sich dicke Maxibinden besorgen ohne irgendwelche Duftstoffe oder Beschichtungen. Auch wenn der Wochenfluss nicht grade nach Gänseblümchen duftet, wird das Blut meiner Erfahrung nach bei beschichteten Binden nicht gut genug aufgesaugt. Lieber günstig und ohne Schnickschnack. Immerhin schmeißt man sie eh weg. Mal abgesehen von den Schmerzen und dem Wochenfluss ist das Körpergefühl nach der Geburt ziemlich befremdlich. Mein Po und meine Oberschenkel fühlen sich immer noch ganz labberig an. Als wäre das ganze Wasser, welches sich im Körper gesammelt hatte auf einmal verschwunden. Der Bauch hing an mir herunter und war noch ganz schön nach außen gewölbt. Andere hatten bestimmt gedacht ich wäre im sechsten oder siebten Monat schwanger. Aber nein. Denn du bist ja da mein kleiner Engel. All dies war erträglich, weil ich dich nun in meinen Armen halten und in deine wunderschönen blauen Augen schauen konnte. Ich konnte mir kaum ein größeres Glück auf dieser Welt vorstellen.

Da ich dich an einem Freitag auf die Welt gebracht hatte, mussten wir bis Montag im Krankenhaus ausharren. Erst dann würde die Kinderärztin kommen, um die U2 durchzuführen und dann dürfte ich dich endlich mit nach Hause nehmen.

Die drei Tage im Krankenhaus kamen mir vor
wie eine Ewigkeit. So viele Dinge waren in so
wenige Stunden eines Tages gepackt.
Angefangen bei den Mahlzeiten, übers Stillen,
Wickeln, Brustwarzen versorgen, kuscheln, dich
anschauen, Visite der Ärzte, Kontrollen der
Hebammen, Saubermachen der Putzfrauen,
Besuche von deinem Papa und deiner stolzen
großen Schwester und unseren Freunden,
nächtlichem Fliegergriff und den wenigen
Minuten Schlaf zwischendurch. Verständlich,
dass so viele Mütter mittlerweile das Weite
suchen nach der Geburt ihrer Babys. Im
Krankenhaus findet man einfach keine Ruhe.
Ich war so froh, als der Tag gekommen war
dich mit nach Hause zu nehmen. Nach dem
Frühstück packte ich schon all unsere Sachen
zusammen und musste mit dir zum
Neugeborenen- Hörscreening, bevor gegen
Mittag schon dein Vater kam, um uns
abzuholen. Wir mussten noch eine ganze Weile
auf die Ärztin warten, die schließlich deine U2
durchführte. Soweit war alles in Ordnung. Du
hattest nach der Geburt etwas an Gewicht
verloren aber inzwischen wieder aufgeholt.
Dein Blutschwämmchen am rechten
Schulterblatt sollten wir im Auge behalten, es
würde aber wahrscheinlich innerhalb deines
ersten Lebensjahres gänzlich verschwinden.
Als die Untersuchung abgeschlossen war,

bekamen wir dein U-Heft und einen Brief an die Hebamme ausgehändigt und wurden aus dem Krankenhaus entlassen. Ich konnte es gar nicht erwarten endlich wieder zu Hause zu sein.

Dort angekommen schloss dein Opa dich das erste Mal in seine Arme und auch deine große Schwester freute sich riesig, dass wir endlich wieder zu Hause waren. Die erste Nacht verlief ziemlich unruhig. Du warst immer wieder aufgewacht und hast dich umgeschaut und mit mir gekuschelt, um anschließend wieder einzuschlafen. Schon in der darauf folgenden Nacht warst du nur drei Mal zum Stillen wach und hast dies bis jetzt auch so beibehalten. Es war so wunderschön dich endlich in deinem Bettchen an meiner Seite zu sehen.

Am folgenden Tag kam unsere Hebamme zum ersten Mal zu uns. Natürlich hatte sie ein Geschenk dabei; eine schöne Babydecke für dich und deine Schwester bekam einen Große-Schwester- Button. Sie hatte dich gewogen, deinen Nabel angeschaut und dein Blutschwämmchen kontrolliert. Ich hatte ihr von unseren Stillproblemen berichtet und sie gab mir Mama- Pads und Stillhütchen, die man auf die Brustwarzen stülpt. Mit denen sollten wir das Stillen probieren, wenigstens so lange bis meine Brustwarzen abheilen würden.

Inzwischen hatte ich nämlich schon ein paar Mal Milch abpumpen müssen, weil ich dich vor Schmerzen nicht ansaugen lassen konnte. Außerdem gab sie mir Tipps fürs Wochenbett, meldete mich zum Rückbildungskurs an. Die Beckenbodenmuskulatur wird während der Schwangerschaft und Geburt extrem beansprucht. Dabei wird sie hauptsächlich gedehnt. Durch die Rückbildungsgymnastik wird der Beckenboden wieder gekräftigt und stabilisiert. Der Beckenboden bildet den unteren muskulären Abschluss im Bauchraum und ist somit ein wichtiges Stützorgan; eine Art Muskelplatte, die das Becken nach unten hin abschließt. Ist er gedehnt, kann er seine Aufgabe nicht mehr richtig erfüllen. Spätfolgen wie Inkontinenz oder Gebärmutterabsenkung könnten die Folge sein. Deswegen ist es so wichtig, nach der Geburt an einem Rückbildungskurs teilzunehmen. Hier werden Übungen gezeigt, die man in seinen Alltag integrieren kann. Der Kurs wird von der Krankenkasse übernommen.

Die Hebamme fragte mich bei jedem Besuch, wie es mir seelisch und körperlich ginge, ob der Wochenfluss noch laufen würde und wie dein Papa und deine Schwester dich aufgenommen haben. Sie gab mir Vigantoletten; Vitamin D; welches du einmal täglich mit etwas Muttermilch einnehmen solltest. Auch bei ihren nächsten Besuchen wurdest du gewogen, mein Bauch abgetastet, leichte Beckenbodenübungen gezeigt und nach unserem Befinden gefragt. Außerdem wollten wir dich zur Babymassage überreden, aber keine Chance. Du mochtest es gar nicht, nackig zu sein.

In den ersten beiden Wochen heilten meine Brustwarzen endlich ab. Ich war so froh, dass ich anfing dich hin und wieder auch ohne Stillhütchen anzulegen. Daran musstest du dich jetzt erst einmal gewöhnen aber nach zwei, drei Tagen hattest du den Dreh schon raus und ich konnte wieder ohne Hütchen schmerzfrei stillen. Ab diesem Zeitpunkt hattest du auch wieder ordentlich zugelegt. Es hatte sich auf jeden Fall gelohnt durchzuhalten. Dich nicht stillen zu können war für mich keine Option, denn ich finde Stillen ist das Beste überhaupt und Muttermilch ist nun mal einzigartig. Die Vormilch, die das Baby vor dem Milcheinschuss bekommt ist reichhaltig an Nährstoffen und enthält doppelt so viele Proteine wie die spätere ´´reife´´ Milch. Das Baby wird damit von Anfang an vor Krankheiten geschützt. In ihr stecken Tausende verschiedene Inhaltsstoffe wie Fette, Laktose, Eisen, Vitamine, Wasser, Mineralien und Enzyme. Toll finde ich auch, dass meine Muttermilch immer und überall verfügbar und genau in der richtigen Trinktemperatur ist. Ich muss also kein Milchpulver abmessen, kein Wasser abkochen, nicht warten bis das Fläschchen Trinktemperatur hat und keine Fläschchen sterilisieren. Die Muttermilch passt sich auch immer den Bedürfnissen des Babys an und wird in der richtigen Menge und Zusammensetzung produziert. Wenn das Baby mehr Hunger hat muss man es eben öfter anlegen. Manchmal braucht die Brust dann 2 Tage um sich an den neuen Bedarf anzupassen. In dieser Zeit sollte man auch nicht zufüttern, da die Brust ja dann nicht weiß, dass das Baby noch mehr Muttermilch benötigt. Da sind manchmal starke Nerven angebracht, aber ich finde es lohnt sich. Außerdem werden beim Stillen Glückshormone ausgeschüttet. Ich musste immer Grinsen und dich anschauen und spürte jedes Mal, wie lieb ich dich hatte, wenn ich dich anlegte. Auch wird das Zurückziehen der Gebärmutter nach der Geburt durch das Stillen gefördert. Wenn man jedoch nicht Stillen möchte oder kann, ist das in der heutigen Zeit denke ich auch kein Problem mehr, da die Fertigmilch schon sehr gut an Babys Bedürfnisse angepasst wurde . Das muss jeder für sich selbst entscheiden und sollte sich da auch nicht reinreden oder gar Vorwürfe machen lassen. Ich denke alle Babys werden schon irgendwie groß.

In diesen Tagen machte ich die ganzen Unterlagen fertig, da wir die Geburtsurkunden erst eine Woche nach deiner Geburt abholen konnten. Das Schreiben an meinen Arbeitgeber über den Antrag der Elternzeit hatte ich schon vor einigen Tagen abgeschickt, da ja die Elternzeit 7 Wochen vor ihrem Antritt beantragt werden muss. Auch hier muss man eine Kopie der Geburtsurkunde beifügen und am Besten um eine schriftliche Bestätigung bitten, damit man etwas in der Hand hat. Für den Kindergeldantrag holte ich noch die Haushaltsbescheinigung vom Rathaus und sendete diese zusammen mit der Geburtsurkunde für die Familienkasse und dem Kindergeldantrag zum Amt. Auch den Elterngeldantrag hatte ich ja bereits fertig gemacht und fügte hier lediglich die Geburtsurkunde für die Elterngeldstelle hinzu. Elterngeld kann nur drei Monate rückwirkend beantragt werden. Auch dein Geburtsdatum musste bei jedem Antrag ergänzt werden, da ich diesen ja vorher nicht wissen konnte. Zu meiner Krankenkasse schickte ich den ausgefüllten Bogen zur Familienversicherung und ebenfalls deine Geburtsurkunde, damit ich das Mutterschaftsgeld für nach der Geburt beziehen könnte und bald deine Versicherungskarte bekommen würde.

Zwischen der vierten und fünften Lebenswoche lag die U3 an. Den Termin hatte ich noch im Krankenhaus nach deiner Geburt gemacht, weil es bei uns immer recht voll ist beim Kinderarzt. Ich war gespannt wie du dich wohl verhalten würdest, aber du hattest dich wacker geschlagen. Du wurdest von einer Arzthelferin gemessen und gewogen. Zu dem Zeitpunkt warst du 4340 Gramm schwer und 56 cm groß. Wahnsinn, schon drei Zentimeter seit deiner Geburt gewachsen. Vitamin K hatte dir die Arzthelferin auch noch mal verabreicht bevor der Doktor dich untersucht hatte. Er prüfte deine Reflexe, begutachtete dein Blutschwämmchen und machte dann eine Hüftsonografie, bei der du bitterlich geweint hattest und ich fast mit. Es war aber alles in Ordnung und so konnte ich dich wieder einpacken und wir mussten erst in ein paar Wochen zur Rotaviren- Schluckimpfung wieder her. Meine Hebamme erklärte mir, dass man eine Stunde vor und eine Stunde nach dieser Impfung nicht stillen dürfe da sonst die Lebendkulturen der Muttermilch die Impfung aufheben würden. Diese hattest du regelrecht verschlafen. Ich musste dich wach machen, dass du die Impfung schlucken konntest. Danach warst du gleich wieder in der Babyschale eingeschlummert und alles war so wie immer.

In den nächsten 2 Wochen wolltest du nachts immer zwei Mal gestillt werden. Um 5.00 Uhr morgens hattest du täglich angefangen zu meckern und zu knurren bis der Stillpups endlich draußen war. Ich denke dies lag daran, dass früh morgens die Verdauungsorgane wieder in Gang kommen und du dadurch etwas Bauchweh hattest. Manchmal musste ich dein Knie etwas gegen dein Bäuchlein drücken um dir das Geschäft zu erleichtern. Auch Windsalbe im Uhrzeigersinn auf dein Bäuchlein eingerieben wirkte so manches Mal Wunder. Wenn gar nichts half, kam der Fliegergriff zum Einsatz. Anschließend hattest du zufrieden weitergeschlummert bis wir deine Schwester in den Kindergarten bringen mussten. Die Tagesabläufe waren mit der Zeit meistens die selben. Dadurch konntest du eine gewisse Sicherheit und Geborgenheit aufbauen und warst du doch einmal nicht so zufrieden mit der Welt, ging ich mit dir in der Babytrage spazieren. Anders als deine Schwester liebtest du es darin umhergetragen zu werden und bist oft darin eingeschlummert. Mit sechs Wochen hattest du angefangen, zu bestimmten Tageszeiten zu schlafen. Vormittags war dein längstes Schläfchen meistens anderthalb bis zwei Stunden. Dann nach dem Mittag noch einmal eine Stunde und am frühen Abend noch mal. Gegen halb neun abends bist du und

deine Schwester nach einer Gute-Nacht-Geschichte eingeschlummert. Da warst du recht einfach gestrickt. Etwa zu dieser Zeit endete auch mein Wochenfluss und alles hatte sich langsam eingespielt. Nur die Müdigkeit blieb fürs Erste aber ich versuchte öfter mich mit dir zusammen hinzulegen und den Haushalt Haushalt sein zu lassen. Zugegeben fiel mir das sehr schwer. Man setzt sich einfach selbst zu sehr unter Druck. Doch nur gesunde, ausgeschlafene und glückliche Mütter können gute Mutter sein. Die Zeit vergeht so schnell; man sollte sie genießen. Unterdessen brachten auch die anderen Frauen aus meinem Geburtsvorbereitungskurs ihre Babys zur Welt und eine Mutti meldete uns alle gemeinsam zu einem Delfi- Kurs für die Babys an. Auf diese Weise würden wir uns alle schon bald wieder sehen. Einen Delfi- Kurs kann man mit seinem Baby ab der achten Lebenswoche bis zum Ende des ersten Lebensjahren und eventuell noch darüber hinaus besuchen.
Aufgeschlüsselt bedeutet Delfi **D**enken-**E**ntwickeln- **L**ieben- **F**ühlen- **I**ndividuell. In einem Delfi- Kurs kann man lernen, wie man Babys Entwicklung auf spielerische Weise fördern kann, zum Beispiel mithilfe von Wahrnehmungs- und Bewegungsanregungen, gesungenen Liedern oder Finger- und Berührungsspielen. Die Delfi- Leiterin informiert

zusätzlich über richtige Halte- und Tragegriffe, zur Ernährung und aktuellen Themen passend zum Alter des Kindes. Die Babys stehen hier mit ihren Eltern in intensivem Kontakt und erkunden unbekleidet in einem warmen Raum ihre Umgebung. Außerdem kann man sich hier mit anderen Eltern austauschen. Solch ein Kurs wird in der Regel nicht von der Krankenkasse übernommen.

Mittlerweile stand auch meine Nachuntersuchung beim Frauenarzt an. Noch ein letztes Mal stand der Plastebecher an der mir noch so vertrauten Stelle. Um meinen Eisenwert noch mal zu kontrollieren, wurde mir abermals Blut abgenommen. Es wurde noch mal ein Ultraschall auf dem Bauch gemacht und über erneute Verhütung gesprochen, denn Stillen ist ja bekanntlicherweise keine Verhütungsmethode. Er verschrieb mir eine einfache Pille, die ich entweder ab sofort oder mit Wiedereinsetzen der Periode anfangen sollte einzunehmen. Ich entschloss mich für letzteres und war so noch bis jetzt und länger von meiner Periode befreit geblieben. Mütter, die ihr Baby voll stillen, bekommen ihre Periode in der Regel später als andere. Es kann bis zu einem Jahr dauern bis die Monatsblutung wieder eintrifft. Sollte das Baby jedoch schon in einem frühen Alter nachts durchschlafen, würde die Periode wahrscheinlich früher wieder einsetzen - normalerweise nach drei bis acht Monaten. Also je öfter man sein Baby stillt, desto später würde die Periode wieder einsetzen. Natürlich hatten wir dann trotzdem mit Kondom verhütet; schließlich war unsere Familienplanung mit dir abgeschlossen.

Heute bist du drei Monate alt und schon so gewachsen. Du siehst nun aus wie ein richtiges Baby - mein kleiner Wonneproppen. Nicht mehr so zerbrechlich wie nach der Geburt. Mit wachen Augen schaust du in die Welt. Kannst wunderhübsch lächeln und dicke Kullertränen weinen. Deine Fäustchen haben sich geöffnet und du greifst nach den ersten Dingen. Drehst dich von links nach rechts und bestimmt schon bald auf dein Bäuchlein. So supersüße Töne und Gebrabbel verlassen deinen kleinen Mund. Auch dein Köpfchen kannst du schon gut alleine halten und du weißt jetzt schon genau was du willst. Ich bin so gespannt auf deine nächsten Wochen und Monate und was du bis zu deinem ersten Geburtstag noch alles gelernt haben wirst. So anstrengend es ist, soviel Spaß macht es auch, dir beim Wachsen zuzusehen.

In Liebe, deine Mama

Ich bin nicht da um perfekt zu sein,
ich bin da, um da zu sein.

Autor unbekannt

Alle Informationen wurden von mir auf verschiedenen hebammengeprüften Internetseiten und in Fachliteraturen recherchiert.

Bei den Angaben handelt es sich immer um Durchschnittswerte, da sich jedes Baby im Verlauf der Schwangerschaft individuell entwickelt.

Danksagung

An dieser Stelle möchte ich allen danken, die mir geholfen haben, dieses Projekt in die Tat umzusetzen. Den Mädels vom Geburtsvorbereitungskurs, weil ich das Bild, Zitate und Namen verwenden durfte, aber auch weil die Stunden mit ihnen so lustig und einzigartig waren. Meiner Hebamme, weil sie mich trotz vollem Terminplan noch mit aufgenommen und nach der Geburt so wundervoll betreut hat. Meiner Freundin Silvana, weil sie das Buch probe gelesen und etwas korrigiert hat. Ich hoffe beim nächsten Mal erklärst du dich wieder dazu bereit. Meiner lieben Steffi für die wunderschöne Covergestaltung und weil du mir immer so eine tolle Freundin bist. Danke auch für deine bezaubernde handgenähte Krabbeldecke zur Geburt. Außerdem danke ich meinen Freunden und Nachbarn, die uns so oft unterstützen. Meinen lieben Eltern, Großeltern und Geschwistern, die immer für mich da sind, wenn ich sie brauche. Meinem wunderbaren Ehemann, der abends so oft allein fernsehen musste. Ich liebe dich über alles. Meiner kleinen Joline, weil sie so eine wunderbare große Schwester ist und meiner kleinen Hannah, weil ich diese wunderbare Schwangerschaft durch sie erleben durfte.

Ich liebe euch sehr.

Auch meinen Lesern möchte ich an dieser Stelle danken, dass euch meine Geschichte interessiert hat. Ich hoffe ihr konntet das eine oder andere für euch mitnehmen. Genießt eure Schwangerschaft. Sie dauert nur einen Augenblick.